Regula Zwicky

Die Intelligenz des Körpers und das Bewusstsein der Zellen

Regula Zwicky

Die Intelligenz des Körpers und das Bewusstsein der Zellen

Selbstheilung durch Zellintelligenz

Aquamarin Verlag

Deutsche Originalausgabe:
1. Auflage 2022

www.aquamarin-verlag.de

Umschlaggestaltung: Annette Wagner

Druck: CPI • Birkach

ISBN 978-3-89427-912-7

Inhalt

Ich widme dieses Buch
allen Studenten, Klienten und Freunden,
die mir ihr Vertrauen geschenkt haben.

Medicus curat, natura sanat.
Der Arzt pflegt, die Natur heilt.

Hippokrates von Kos (460–370 v. Chr.)

Vorwort

In meinem ersten Buch, *Die Signaturen des Lebens*, erforschte ich das Wunder der Schöpfung und die Kräfte, die hinter allem Leben stehen. Die Interaktion von Mensch und Natur führt zur Erkenntnis, dass wir aus ein und demselben Stoff sind. Ein Rückbesinnen auf eine fundamentale Verbundenheit mit der Natur und den in ihr wirkenden Schöpfungskräften scheint in der heutigen Zeit wichtiger denn je und bietet die Grundlage für ein gesundes, glückliches Leben auf einem gesunden Planeten.

Der Körper mit seinen Zellen und Organen ist ein interaktives Wunderwerk. Ein ganzheitliches System, das höchst sensibel auf Umweltreize reagiert und antwortet. Im vorliegenden Buch versuchen wir die Sprache des Körpers zu erforschen und zu verstehen.

Zuerst liegt der Fokus auf der Geschichte der Medizin und wir ergründen die frühe Wissenschaft als ein noch komplexes, beseeltes System. Nur eine die Dreiheit aus Körper-Seele-Geist berücksichtigende Medizin kann als ganzheitlich angesehen werden. Wir gehen der Frage nach, inwiefern Gesundheit von Gedanken, von Gefühlen, von Umweltfaktoren und schlussendlich von Bewusstsein, abhängig ist. Erkenntnisse im Bereich der Zellbiologie und der Neuroimmunologie beweisen unmittelbare weitreichende Zusammenhänge zwischen unserem körperlich-seelischen Befinden und den Einflüssen unserer Umgebung und unseres Lebensstils.

Wichtige Themen stehen in Zusammenhang mit den Heilungskräften:

1. Der Hilfesuchende gehört ins Zentrum gestellt, eine personenzentrierte, nicht symptombezogene Herangehensweise ist nachhaltiger. Die Veranlagung und den Typus des einzelnen Menschen gilt es zu erkennen und zu beachten. Die Typen-Lehre finden wir in allen auf Ganzheit ausgerichteten Medizinsystemen.

2. Eine ursachenbasierte Herangehensweise mit Einbezug von psychosozialen- und Umwelteinflüssen ist essenziell. Das bedingt ein Hinschauen in die Psyche und in das Lebensumfeld des Betroffenen. Ein genauer Einblick auf die tieferliegenden Ursachen ist wesentlich. Der heutige Wissensstand in der *Neuen* Biologie und in der *Neuen* Medizin, insbesondere in der Epigenetik und in der Neuroimmunologie, bestätigen diese Notwendigkeit.

3. Der Arzt oder der Therapeut hat eine beratende, unterstützende Funktion. Es gilt, den Selbstheilungskräften und somit der Selbstwirksamkeit des Patienten ihre angestammte Ermächtigung zurückzugeben. Der Zell- und Körper-Intelligenz gilt es zu vertrauen und sie bestmöglich mit stärkenden Mitteln und Methoden zu unterstützen.

4. Von der Seite des Patienten her ist Selbstverantwortung zu übernehmen, um passende und nachhaltige Heilungswege für sich zu finden, wie auch die Bereitschaft zu zeigen, hindernde Lebensumstände verändern zu wollen. Eine gesunde Selbstliebe zu entwickeln ist wichtig, um für sich selbst einstehen zu können.

5. Es gibt nicht *den* Heilungsweg. Es gibt eine intuitiv wahrzunehmende, nicht in vorgefertigten Konzepten zu findende Wahrheit für jeden einzelnen Menschen. Von der Seite des Therapeuten her ist die intuitive ganzheitliche Wahrnehmung des Patienten und eine ebensolche Herangehensweise wegweisend für eine erfolgreiche Therapie.

Diese Themen führen unausweichlich zu einer erweiterten Selbstbetrachtung, zu einer höheren Selbstverantwortung und zu der Bereitschaft, einen eventuellen längeren Heilungsweg anzutreten. Mit sich und seinen Prozessen Geduld zu haben, ist eine weitere wünschenswerte Voraussetzung.

In der sogenannten Pandemie haben wir erlebt, was es bedeutet, seine Macht an ein nicht funktionierendes System abzugeben. Es bleibt zu hoffen, dass dieser Lernprozess ein wichtiger Weckruf für das Aufwachen eines neuen Bewusstseins für die gesamte Menschheit gewesen ist. Grundsätzlich bedeutet Bewusstsein: Eine achtsame Selbst-Wahrnehmung mit allen mir zur Verfügung stehenden Sinnen. Dieser Prozess braucht ein Erwachen und ist das Gegenteil von Unbewusstheit oder Ohnmacht.

Der *erwachende Mensch* hat eine umfassendere Wahrnehmung von Zusammenhängen, er entwickelt seine höheren Sinne und seine Intuition fortlaufend. Der *erwachte Mensch* verfügt über ein ausgedehntes Seelen-Bewusstsein und hat die Fähigkeit entwickelt, die unbegrenzte feinstoffliche und mystische Wirklichkeit wahrzunehmen.

Dieser Weg ist der Weg der Selbstheilung. Sich immer wieder einzustimmen und einzubringen in den Fluss des Lebens. Die Zellen werden so wieder in die schöpferische Ordnung, in die natürliche göttliche Einheit zurückgeführt. In diesem Bewusstsein ist eine physische Krankheit nicht existent.

Die letzten Kapitel sind der unermüdlichen Transformations-Arbeit für das kollektive menschliche Bewusstsein durch *Die Mutter* gewidmet. Sie war die Lebenspartnerin von Sri Aurobindo und hat seine bedeutungsvolle Bewusstseins-Arbeit weitergeführt.

Kreuzlingen, 01. Juni 2022

Die Geschichte der Medizin

Die Wiege der westlichen Medizin

Bei der Erforschung der Geschichte von Gesundheit und Krankheit stehen auch unterschiedliche Glaubenssysteme betreffend Ursache und Heilung von Krankheiten im Fokus. Welche Gesundheitssysteme haben Körper, Geist und Seele miteinbezogen? Warum ist diese ganzheitliche Betrachtung in der Schulmedizin verloren gegangen?

Lange Zeit lag die Gesundheits-Betreuung in den Händen der Priesterschaft. Später ging sie im antiken Griechenland von den Göttern und ihren Vertretern zu den Naturphilosophen über und fand mit Hippokrates eine mehr wissenschaftliche Richtung. In der griechischen Antike bildete die Medizin neben der Philosophie ein eigenständiges Gebiet der Forschung und Lehre.

Im europäischen Mittelalter gewinnt die Klostermedizin mit ihren Heilkräutern große Bedeutung, die wissenschaftliche Medizin spielt dagegen eine eher bescheidene Rolle. Bis ins 19. Jahrhundert blieb die hippokratische Humorallehre die wichtigste medizinische Errungenschaft, die in der heutigen Naturheilkunde wiederum ihren festen Stellenwert bekommen hat.

Anders vollzog sich die Entwicklung im arabischen Raum, dort erfuhr die Medizin eine bedeutende Weiterentwicklung und baute auf ihren antiken Vorläufern auf. Wir entnehmen diese Tatsache den antiken griechischen, lateinischen und ins Arabische übersetzten und überlieferten Texten. Erst im 19. Jahrhundert finden wir im Westen gleichwertige Krankenhäuser, wie es sie bereits in der arabischen Antike gab. Der Perser Avicenna (980–1037) war einer der bedeutendsten Ärzte jener Zeit. Seine Schrift *Der Kanon der Medizin* gilt seit dem 12. Jahrhundert als Standardwerk der Medizin. Die Wiege der westlichen Medizin liegt im mittleren Osten.

Ägypten

Imhotep (ca. 2700 v. Chr.), einem hohen Würdenträger, wird die Begründung der ägyptischen Medizin nachgesagt. Dank der Kunst der Mumifizierung und der Organkonservierung in speziellen Tongefäßen wird den Ägyptern ein hohes anatomisches Wissen zugesprochen. Das einzige Organ, welches nicht aus dem Körper entfernt werden durfte, war das Herz. Das Herz galt als Sitz der Seele und des Verstandes. Über den Pulsschlag konnten die Heilärzte das „Gehen des Herzens“ ertasten. Genauso wie der Nil das Land bewässerte, galt dieses zentrale Organ als Verteiler des Blutes und der inneren Säfte. Der Mensch galt als gesund, wenn dieser innere Strom ungehindert fließen und den Körper mit lebensnotwendigen Stoffen versorgen sowie Toxine ausscheiden konnte. Falsche Ernährung und somit kranke Säfte galten als die Hauptursache für krankmachende Prozesse.

Die Ärzte verordneten damals schon die auch in der heutigen Naturheilmedizin bekannten Ausleitungsverfahren, wie Einläufe, Brech- und Abführmittel. Die Ursprünge der Badekultur, zu rituellen und gesundheitlichen Zwecken, finden wir im alten

Ägypten, im antiken Griechenland und in den römischen Thermen. Wobei zu erwähnen ist, dass die Römer die Hygiene und das Wissen um die Medizin von den Griechen übernommen haben. Hippokrates lehrte die heute noch angewandte Hydrotherapie, bei der Gicht, Rheuma und Fieber unter anderem mit kalten Güssen zu behandeln waren.

Auch bei den Sumerern im Zweistromland lag die Medizin in den Händen der Priester. Man ging davon aus, dass der Erkrankte von einem Dämon besessen war. Es bedurfte daher der Priesterschaft für deren Austreibung. Diese Sichtweise finden wir heute noch bei den indigenen Völkern sowie im Schamanismus, auch im Neuen Testament besiegt Jesus seine ihn versuchenden Dämonen oder treibt sie bei den Kranken aus. Im Alten Testament ist es Jehova, bei den Griechen sind es die erzürnten Götter, die bei Ungehorsam oder Nicht-Einhaltung der „Gesetze" eine strafende Autorität darstellten. Die Therapien waren auf die Wiedererlangung der inneren und äußeren Reinheit ausgerichtet.

Der heilige Tempelschlaf

Der Schlaf, der Traum und die Ekstase sind die drei Tore,
die sich zum Jenseits öffnen,
aus dem die Lehre von der Seele
und die Kunst der Weissagung zu uns kommen.

Die Mysterien von Delphi[1]

Der Tempelschlaf in der Antike beinhaltet den interessanten Begriff *Inkubation,* der Ausbrüten, Aufliegen (bei den Brutvögeln)

---

1 Eduard Schuré: *Die großen Eingeweihten.* Grafing 2012, S. 219.

und in der Medizin die Zeit des Ausbrütens einer Krankheit bedeutet. Der rituelle Heilschlaf wurde in den Mysterienkulten der Isis und später beim Asklepios-Kult in Griechenland vollzogen. Nach Initiationsritualen wie der Reinigung und dem Darbieten von Opfergaben begaben sich die Heilung suchenden Menschen zum Rückzug in den Tempel, in Grotten oder in Höhlen.

Nachts leiteten heilkundige Priester eine hypnotische Trance ein. Die Heilungssuchenden wurden in einen bewusstseinserweiterten Zustand versetzt und konnten so die Botschaften der Göttin Isis empfangen, die ihnen eine Diagnose stellte, sowie Anweisungen für die Behandlungen gab. Entsprechende Heilmittel und lebensverändernde Maßnahmen konnten so die Gesundheit dauerhaft wiederherstellen.

Wir wissen, dass die Psyche in der Nacht viel zugänglicher ist als während des Tagesbewusstseins. Der Bewusstseinszustand während der Tempelnächte erinnert an die heute gängigen Techniken des Meditierens oder der Trance während therapeutischer Sitzungen. In diesem erweiterten Bewusstseinszustand steht das Tor zum persönlichen Unbewussten, somit zur Ursache der Krankheit, weit offen. Der innere Arzt, das innere *Selbstheilungswissen*, ist der beste Ratgeber zur Wiedererlangung von Gesundheit.

Griechenland

Die von Homer beschriebene Medizin (900–800 v. Chr.) steht noch unter der Schirmherrschaft der Götter, insbesondere unter der des Heil-Gottes Asklepios. Wir erkennen in ihm Äskulap mit seinem Stab, um den sich eine Schlange windet, das immer noch benutzte Symbol der Medizin. Sie erinnert an die aufsteigende

Kraft der Kundalini-Energie in der Wirbelsäule des erwachten Menschen. Die Schlange, mit ihrer Fähigkeit sich zu häuten, weist auch auf Erneuerung, Wiedergeburt und Heilung hin.

Heiler waren zu jener Zeit hoch angesehene weitgereiste Männer, die wussten, dass psychische Faktoren einen großen Einfluss auf den Heilungsverlauf von Krankheiten hatten. Asklepios-Tempel auf Pergamon, Kos oder Epidaurus waren geweihte Stätten für die Gesundung von Körper, Geist und Seele. In diesen Sanatorien verbrachten die Patienten die Nacht und erwarteten dort Anweisungen und Heilung durch die Erscheinung des Asklepios in ihren Träumen. Wie heute an den heiligen Stätten in Lourdes oder in bayrischen Wallfahrtsorten hinterließen die Geheilten Inschriften und dem Asklepios geweihte Votivtafeln.

Ursprünge der naturwissenschaftlichen Medizin

Im 5. Jahrhundert. v. Chr. entstand eine mehr rationale Medizin durch die unter dem Einfluss der Naturphilosophie stehenden hippokratischen Schule von Kos. Die Aufmerksamkeit galt weniger den strafenden Göttern und Dämonen, sondern eher dem Studium der Natur und des Menschen selbst. Die ägyptische Lehre der Säfte ging in die Pneuma- und Säfte-Lehre der Hippokrates-Schule ein. Menschentypen mit unterschiedlichen Konstitutionen wie der Sanguiniker, der Choleriker, der Melancholiker und der Phlegmatiker wurden definiert. Die Erforschung der vier Säfte: Blut, gelbe Galle, schwarze Galle und Schleim stand im diagnostischen Fokus. Diese Säfte galt es mit der entsprechenden Ernährung und der passenden Lebensweise ins Gleichgewicht zu bringen. Die Philosophie der Übertragung von den Naturgesetzen auf den Organismus Mensch wird später von Paracelsus (1493–1541) mit der

Signaturen-Lehre wieder aufgenommen und erinnert auch an die Hermetischen Prinzipien.[2]

Galenos von Pergamon (ca. 130–200 n. Chr.) überliefert uns aus der hippokratischen Schule die Lehre der vier Elemente und die Lehre der menschlichen Säfte, die sogenannte *Humorallehre*. Das Wort *Humor* stammt vom lateinischen Wort für Feuchtigkeit. Laut Galenos bestimmt die entsprechende „Feuchtigkeit", der entsprechende Saft im Körper des Menschen, welcher Art von Temperament, welcher Art von seelischer Gestimmtheit der Mensch unterworfen ist.

Damit erhielt der Grundsatz „Behandle den Menschen und nicht seine Krankheit" schon damals große Bedeutung. Die noch als ganzheitlich erscheinende Medizin lag in den Händen der Priesterschaft oder der Heiler, noch nicht im Bewusstsein des individuellen Menschen, wie wir das heute anstreben.

In der Zeit der Inquisition, vom 12. bis ins 18. Jahrhundert, wurde die geistige Freiheit massiv unterdrückt und damit auch jeder Gedanke an den erwachenden Menschen. Die wissenschaftlichen Schriften, in altgriechischer oder lateinischer Sprache verfasst, waren dem normalen Menschen nicht zugänglich. Das galt vor Luther ebenso für die Bibel, die nur in Latein verfasst war. So erhielt die Priesterschaft den Freibrief, jegliche medizinische Errungenschaft und das Wissen um die Heilkräuter zu verbannen. Während dieser dunklen Epoche verarmte die Heilkunst in Mitteleuropa fast vollständig.

---

2 Regula Zwicky: D*ie Signaturen des Lebens*. Grafing, S. 47, 58.

Ist der menschliche Körper eine Maschine?

Für die Seele war weiterhin die Kirche zuständig, mit der These, dass der Körper eine bloße Hülle sei, der man keinen besonderen Wert beimessen sollte. Mit dem Beginn der Neuzeit tauchten aber immer mehr Gelehrte auf, wie etwa Galileo Galilei (1564–1641), der mit seiner Entdeckung des heliozentrischen Weltbildes jedoch durch die Kirche zum Widerruf seiner Forschung verurteilt wurde. Der Chirurg Vesalius (1514–1564) trug maßgeblich dazu bei, den Missstand im Wissen um die menschliche Anatomie zu beenden und gilt heute als Begründer der modernen Anatomie.

Aus der von den griechischen Naturphilosophen begründeten „naturwissenschaftlichen“ Medizin wird in der Aufklärung die „wissenschaftliche“ Medizin. Der Franzose René Descartes (1596–1650) legte mit seinen damals gewagten Ideen Grundlagen, die bis heute in die Schulmedizin wirken. Für ihn, den Begründer des Rationalismus, galt der Körper als eine vom Hirn gesteuerte Maschine, die jedoch keine eigene Intelligenz besaß, sondern nur agieren und reagieren könne. Er ging von einer rationalen Erfassbarkeit aller Erscheinungen aus. Eine Maschine besäße demnach keine selbstregulatorischen Kräfte, sondern müsse von außen her repariert und geregelt werden. Die Naturprozesse wurden als blind und zerstörerisch angesehen. Krankheiten waren demzufolge keine Heilungs-, sondern Störungsprozesse, die es zu eliminieren galt.

Als gottesfürchtiger Mensch anerkannte Descartes die unsterbliche Seele als Sitz der Gefühle und der Wahrnehmung. Für ihn war die Seele jedoch vom Körper getrennt zu betrachten; er vermutete aber eine Interaktion der beiden in der Zirbeldrüse. Er stützte sich unter anderem auf das vom griechischen Arzt Galenos von Pergamon begonnene Studium der Anatomie, auch der Zirbeldrüse, die er fälschlicherweise nur den Menschen und nicht den Tieren zuschrieb. Menschen würden demzufolge über eine Seele verfügen, Tiere waren seiner Meinung nach reine Maschinen. Die in der griechischen Antike und bei Paracelsus zu findende Auffassung von Gesundheit als Resultat von Harmonie des Menschen mit sich selbst und von Krankheit als Störung derselben, dieses existenzielle Verständnis der Ganzheit ging in der Aufklärung und dem Aufkommen der intellektuellen Denkweise verloren.

Die Bewegung der Aufklärung kann also als zu extremer Pendelausschlag weg vom kirchlich geprägten Einfluss, weg von Irrationalismus und Aberglaube angesehen werden. In dieser Zeit entstanden die ersten Universitäten und die Wissensvermittlung wurde für das Bürgertum zugänglich. Das theologische Welterklärungsmodell wurde allmählich abgelöst und dem Menschen eine von der Vernunft gesteuerte Erkenntnisfähigkeit zugewiesen.

Die Idee, Körper und Seele als getrennte Entitäten zu betrachten, finden wir heute noch in der Unterteilung der Physiologie und der Psychologie, in der Trennung zwischen körperlichen und psychosomatischen Beschwerden. Leider muss man die Schulmedizin immer noch als nur körperorientierte technische Medizin anschauen. Doch es gibt viele neue Bewegungen und ganzheitliche Tendenzen auch in der Wissenschaft.

Die Traditionelle Chinesische Medizin (TCM)

Der Ursprung dieses heute weltweit praktizierten, sehr komplexen Medizinsystems geht bis 3000 v. Chr., eventuell sogar noch weiter zurück. Auch der chinesischen Medizin unterliegt eine „Ahnen- und Dämonenmedizin", die später in eine „Entsprechungsmedizin" führt. Diese beinhaltet weniger den religiösen Bezug, sondern erkennt die Verbindung der Natur mit dem Menschen an. Ungefähr zur gleichen Zeit (8.–1. Jh. v. Chr.) findet dieser Paradigmenwechsel bei den griechischen Naturphilosophen statt.

So entsteht in der TCM die Lehre von Yin und Yang und den Wandlungsphasen der fünf Elemente. Die Grundlagen der TCM entsprechen den, in derselben Epoche konzipierten gesellschaftspolitischen Vorstellungen der konfuzianischen Staatsideologie. Solange der Konfuzianismus in China bestimmend war, schützte die herrschende Schicht diese „passende Medizin" als die offiziell einzig zulässige. Dadurch wurde ein komplexes archaisches Heilsystem in die Neuzeit hinübergerettet.

Grundlegende Prinzipien

1. Das Tao

Das Tao stellt in der Lehre des Lao-Tse (ca. 600 v. Chr.) das Unteilbare, das Nicht-Manifeste, das Form- und Zeitlose dar. Aus der Einheit oder aus der Monade entsteht das polare Kräftepaar Yin und Yang.

2. Yin und Yang

Alle Gesetze des Universums und die Naturprinzipien können auf den Menschen übertragen werden. Die Phänomene der sichtbaren wie der unsichtbaren Umwelt stehen in gegenseitiger Abhängigkeit. Alle diese Dinge können in Yin oder Yang, in das weibliche und männliche Prinzip, eingeteilt werden. Dazu gehören zum Beispiel die Himmelsrichtungen, die Jahres- und Tageszeiten, das Klima, die Nahrung, die Körperflüssigkeiten, die Sinnesorgane, die Meridiane, die Organe und Gewebe, die Lebensphasen und die menschlichen Gefühle. Die Liste lässt sich bis in alle Dinge und Prinzipien fortführen. Die Feng-Shui-Lehre[3] basiert auf denselben Grundlagen.

3. Die fünf Grundsubstanzen

Jing ist *die* Grundsubstanz, die Vor-Himmels-Essenz[4], die Erbsubstanz, die allem organischen Leben zugrunde liegt.

Shen ist die geistige Ur- und Vor-Himmels-Essenz, sie repräsentiert das Bewusstsein und die Fähigkeit, sich bewusst zu sein sowie das Denken, den Schlaf, aber auch die geistige, seelische und emotionale Vitalität.

Qi verkörpert die dynamisch treibende Kraft, die von den Eltern, aus der Nahrung und aus der Luft stammt. *Qi* fließt in den Meridianen, den nach den Organen benannten Leitbahnen des Körpers.

Xue ist das Blut, aus der Milz und den Nieren stammend. Es nährt und befeuchtet einerseits den physischen Körper, liefert andererseits auch die materielle Basis für *Shen*, den Geist.

Jinye sind die Körperflüssigkeiten, die das Bindegewebe, die Gelenke, das Rücken- und Knochenmark sowie das Hirn befeuchten und nähren.

Vorbeugungs- und Heilungsmaßnahmen werden entsprechend dieser komplexen Grundlagen entwickelt. Grundsätzlich geht es darum, Überflusserscheinungen „abzuleiten“ und Mangelerschei-

---

3 Feng Shui: Die Lehre der Harmonisierung des Menschen mit seiner Umwelt.

4 Die Nach-Himmels-Essenz beziehen wir aus der Nahrung.

nungen „aufzufüllen". Ziel der TCM ist eine Harmonisierung der Strömungen und des Stoffwechsels im ganzen Organismus herbeizuführen.

Besonders interessant ist der Einbezug der Emotionen, der Gedanken und der Verfassung in dieses ganzheitliche Gesundheitssystem. Einerseits wirkt die sogenannte Erbenergie, also das, was wir mitbringen ins Leben, unsere Grundkonstitution, andererseits wirken äußerliche Einflüsse wie die des Klimas, der Ernährung, der Gefühls- und der Gedankenwelt sowie ein sinnerfülltes Dasein prägend auf unsere Gesundheit.[5] Umwelteinflüsse waren zwar damals weniger toxisch als heute, jedoch spielen Modalitäten wie Feuchtigkeit, Wind, Kälte und Hitze eine bedeutende Rolle und können durch passende Anwendungen und einer entsprechenden Ernährung ausgeglichen werden.

4. Die Meridiane und ihre Akupunkturpunkte

Das Meridian-System, die Leitbahnen des Körpers, zu erlernen ist nicht so schwierig, das komplexe System der Akupunkturpunkte und ihrer Bedeutungen, ihrer Zuordnungen zu den entsprechenden Symptomen zu erfassen, bedarf allerdings eines intensiven und umfassenden Studiums.

Qi fließt in diesen Leitbahnen des Körpers. Dieser Energiefluss verläuft einerseits außen auf der Haut, führt aber andererseits immer nach innen zu den entsprechenden Organen. Die definierten Akupunkturpunkte auf den Meridianen entsprechen psychischen oder körperlichen Symptomen. Einige Hauptpunkte wirken wie energetische Schleusen und verbinden die verschiedenen Meridi-

5 Beachte im Kapitel „Die Zellen in der neuen Biologie" die Bedeutung der Umweltfaktoren in der heutigen Zeit.

ane untereinander. Das Setzen von Akupunkturnadeln wirkt daher direkt auf den *Qi*-Fluss ein. Die Selbstheilungskräfte werden angeregt und erledigen den Rest für eine Wiederherstellung der Gesundheit. Die Grundlage für eine ganzheitliche Gesundheit ist ein harmonischer *Qi*-Fluss.

Die fünf Elemente in der TCM[6]

Diese fünf verschiedenen Elemente sind die Grundsubstanzen allen Seins, denen der ganze Makrokosmos, die Gestirne, die Natur, die Jahreszeiten, aber auch der Mikrokosmos Mensch entspricht. Unsere geläufigen vier Elemente – Wasser, Luft, Feuer und Erde – stammen aus der griechischen Antike und den indischen Veden.

Bei jeder Person ist ein Element besonders ausgeprägt, es ist bei ihr vorherrschend. Im Durchleben und Integrieren eines Elementes reift sie zu einer harmonischen Persönlichkeit. Jede Jahres- und Lebensphase ist als solche von einem Element besonders geprägt. Können diese im wörtlichen Sinne *elementaren Phasen* aufgrund von äußeren Umständen oder Krankheiten nicht vollständig durchlebt werden, bleibt später Zeit, sie zu integrieren. Hat eine Persönlichkeit alle Elemente integriert, wird sie zu einer harmonischen, gereiften Person, egal welchem Elementen-Typus sie grundsätzlich zugehörig ist.

Durch die Beobachtung der Ausprägung und Interaktion der Elemente hat die TCM ein System geschaffen, das ursächlicher ist als die schulmedizinische symptomatische Betrachtungsweise. Nur eine differenzierte Erfassung des jeweiligen Typus kann dem

6 Alle Dinge und Erscheinungen, Nahrungsmittel, Meridiane und Organe können unter die fünf Elemente der TCM eingeordnet werden.

Patienten gerecht werden. Nicht jeder braucht dieselben schablonenhaften Therapien. Die Heilungswege sind vielfältig und daher sehr individuell zu gestalten. Das Studium der Menschen-Typen, der entsprechenden Heilungswege und der passenden Heilmittel erhält eine zentrale Bedeutung. Das zeigt eine nähere Betrachtung der Elemente.

Das Element Holz

Das Holz-Element mit seiner stoßenden, expandierenden Wachstumsenergie steht für den Frühling und die Geburt. Die junge Holz-Energie ist erst noch wild und ungeordnet, vergleichbar mit der drängenden Energie von Pferden, die das erste Mal im Frühjahr auf die Weide gelassen werden. Es geht darum, diese Kraft in ein gleichmäßiges Fließen zu bringen. Persönlichkeiten mit der Prägung des Holz-Elementes sind dynamische, Raum einnehmende Personen. Aktiv, individualistisch und gern Verantwortung übernehmend gehen diese Persönlichkeiten ihre Projekte am liebsten im Alleingang an. Ein starker Sinn für Visionen, gepaart mit Anpassungsfähigkeit, lässt diese Personen zum aktiven Unternehmer, zum Helden, zum Vorkämpfer und Visionär werden. Es sind Menschen der Tat, nicht der großen Worte. Für sie bricht die Welt zusammen, wenn sie nicht mehr aktiv tätig sein können, ihre Arbeit verlieren oder als Sportler „stillgelegt“ werden.

Fehlen dem Holz-Typen Aufgaben und Ziele wird er unglücklich. Die diesem Element zugehörige negative Energie ist die Starrheit, die Verkrampfung sowie Wut, Zorn und Aggression. Das kann zu einem ständigen inneren Kampf, zu Boshaftigkeit und Selbstzerstörung führen.

Die körperliche Entsprechung des Holz-Elementes findet man im Formenkreis des Leber- und des Gallenblasen-Meridians.

Das Element Feuer

Der Sommer und die Jugend stehen unter dem Element des Feuers. Das Erwachen der Sexualität gibt dem Jugendlichen die nötige Schubkraft, sich von seiner Herkunft, seinem Elternhaus zu lösen. Die Entwicklung einer eigenen Ausstrahlung, das Finden eines eigenen Ausdrucks sind essenzielle Grundbausteine dieser Phase. Freude und Lust passen zu diesem Element. Ein Ziel ist es, seine eigenen Werte zu entdecken. Sexualität und Herz zu verbinden, tiefe Beziehungen zuzulassen und tiefe Liebe zu empfinden ist Ausdruck des reifen Feuer-Elementes. Freundschaften und soziale Kontakte gehören ebenso zu diesem Element.

Die dem Feuer-Element zugehörigen Emotionen sind Freude, aber auch Kummer und Melancholie. Das passende Organ ist unter anderen das Herz. Bei der Verausgabung von Feuer, bei zu viel „Freude" im Sinne eines zu ausschweifenden Lebens, besteht die Gefahr eines „Burn-out". Hingegen lähmen anhaltender Kummer und Freudlosigkeit die Herzensenergie.

Die zugehörigen Meridiane sind der Herz-Meridian, der Dünndarm-Meridian, der Kreislauf-Sexus-Meridian[7] und der dreifache Erwärmer.[8]

---

7 Der Kreislauf-Sexus-Meridian schützt einerseits das Herz, mit dem Herzbeutel, andererseits steht er in Verbindung mit der Sexualfunktion.

8 Der dreifache Erwärmer ist für die Wärmeregulation und den Hormonhaushalt (Endokrinum) zuständig.

Das Element Erde

Im Spätsommer wird das bisher Erschaffene geerntet. Der junge Erwachsene ist produktiv und reproduktiv geworden, er legt die Grundsteine seiner Karriere. Seine im Holz-Element eingeschlagene Richtung sowie seine Passion im Feuer-Element wird manifest und sichtbar. Mit der Gründung der eigenen Familie oder der eigenen Firma wird das Erd-Element integriert. Man hat seinen Lebensstil und seine Lebensaufgabe gefunden. Die TCM ordnet dem Erd-Element nebst strategischen Kompetenzen den Intellekt und das Denken zu. Schlussendlich führt ein intelligentes strategisches Vorgehen zu Erfolg und daraus resultiert ein Klima des Vertrauens.

Dieses Element steht für das empfangende und hingebende Prinzip des Vertrauens. Zu viele Sorgen, ständiges Grübeln und zu viel Denken führt zu „mentaler Verstopfung“. Die Lernaufgabe ist es, durch gemachte Erfahrungen Vertrauen ins Dasein zu gewinnen, loszulassen und sich dem Fluss des Lebens hinzugeben.

Die körperlichen Entsprechungen sind im Magen- und im Milz-Pankreas-Meridian zu finden.

Das Element Metall

Lebens-Werte werden im reifen Alter wichtiger als Taten und materielle Werte. Ideelles und Geistiges möchten in ein sinnhaftes Leben integriert werden. Innerer Reichtum ist ebenso wertvoll wie materieller Reichtum. In dieser Phase lebt man seine eigene Philosophie, findet seine eigene innere Haltung. Man muss sich nichts mehr beweisen, sondern findet Erfüllung im Sein. Erwartungen an die Mitmenschen und materielle Werte können immer mehr losgelassen werden.

Die dem Element Metall zugehörige negative Emotion ist die Melancholie und die Trauer bis hin zur Depression. Durch ein Nicht-loslassen-Können wendet man sich schlussendlich vom Leben ab.

Die passenden Meridiane sind der Lunge und dem Dickdarm zugeordnet. Die entsprechende Jahreszeit ist der Herbst.

Das Element Wasser

Die passende Jahreszeit des Wasser-Elementes ist der Winter, die stillste Zeit des Jahres. Es ist die Zeit für die Regeneration, alles wendet sich nach innen, um dann im Frühjahr wieder aufblühen zu können.

Alles Leben kommt aus dem Wasser und geht wieder ins Wasser. Im Element des Wassers liegt der Anfang und das Ende, die Zeugung und der Tod. Als Neugeborenes durchläuft das Baby den ersten Lebenszyklus im Element Wasser. In den ersten Lebensjahren werden im besten Falle die Bausteine eines grundlegenden Vertrauens ins Leben gelegt; so kann das Kind Stabilität, Sicherheit und Geborgenheit integrieren.

Durch die Hingabe an den höheren Willen im weiteren Leben können Ängste überwunden und losgelassen werden. Ein mehr schöpferischer Wille, im Sinne von „dein Wille geschehe", gibt dem im Wasser-Element gereiften Menschen innere Stabilität und Sicherheit.

Während des Sterbeprozesses werden die weltlichen Qualitäten der Sicherheit und der materiellen Versorgung wieder abgegeben. Vertrauen und Hingabe an die geistige Welt sind nun gefordert.

Der negative Ausdruck des Wasser-Elementes sind existenzielle Ängste und Furcht.

Die körperlichen Entsprechungen sind der Blasen- und der Nieren-Meridian. Angst „geht an die Nieren“.

Angstfelder, wie sie derzeit auf unserem Planeten vorherrschen, belasten die substanzielle Energie der Nieren. Als Organ stehen die Nieren für Beziehungen und für Freundschaft. Die vorherrschende Kälte in der letzten Zeit schwächte die Energie der Nieren, weil sie eine friedliche und wärmende Beziehung mit der Mitwelt behinderte. Wir können nur erahnen, welche unnatürlichen Auswirkungen und Nöte die Isolation der älteren Menschen und der Sterbenden während der Corona-Jahre ausgelöst haben.

Die Wandlungsphasen der fünf Elemente

Interessant ist nun die Interaktion der fünf Elemente untereinander. Jedes Element hat Entsprechungen im Yin und im Yang. Aus dem polaren Kräftepaar entsteht Bewegung und bringt *Qi* (Lebensenergie) in den Fluss. In allem Lebendigen waltet Rhythmus und Bewegung, schlussendlich geschieht ein Fortschreiten durch Wandlung. Starre zeigt immer Richtung Stillstand und Tod. Selbst das Verlassen des Körpers ist die Wandlung ins rein Geistige.

Der Energiefluss des *Qi* wird durch die Kunst der Akupunktur reguliert, aktiviert oder abgeleitet. Ebenso sollte die Lebensführung im Gleichgewicht gehalten werden. Aus Extremen entsteht Ungleichgewicht und später Krankheit.

Der *Evolutions-Zyklus*, der für ein sinnvolles organisches Wachsen steht, ist die nährende Abfolge der Elemente Wasser – Holz

– Feuer – Erde – Metall. Wasser nährt Holz, Holz lässt Feuer entstehen, Asche reichert die Erde mit Nährstoffen an, Erde bringt Erze hervor.

Im *Involutions-Zyklus* hingegen schwächen sich die Elemente. Feuer verbrennt Holz, Holz saugt Wasser auf, Wasser korrodiert Metall, Metall zieht Mineralien aus der Erde, Erde erstickt Feuer.

Im *Kontroll-Zyklus* halten sich die Elemente gegenseitig in Schach. Sie regulieren extreme Entgleisungen und erhalten ein Gleichgewicht der Elemente. Wasser löscht zu viel Feuer, Feuer schmilzt zu viel Metall, Metall schneidet zu viel Holz, Holz durchbricht die Erde, Erde dämmt das Wasser ein.

Entsprechungen in der menschlichen Psyche

Zu viel Wasser – Ehrgeiz, Wille und Antrieb – löscht das Feuer, welches für Herzlichkeit, Freude und Heiterkeit steht. Umgekehrt kann Humor (Feuer-Element) übertriebene Kontrollfreaks (Wasser-Element) entwaffnen.

Zu wenig Wasser lässt das Feuer auflodern. Es verbrennt zu schnell, weil eine stetige wärmende Glut fehlt. Das Verfallen in Schwärmerei, Hysterie oder sogar in eine manische Begeisterung ist die Folge davon.

Zu wenig Feuer lässt Metall kalt und brüchig sein, das entspricht einer geistig starren Haltung, einem einseitigen religiösen oder ideologischen Gedankengut.

Zu viel Feuer lässt Metall schmelzen, und man verfällt in eine Schwärmerei, die weder spirituell noch geerdet, sondern chaotisch ist.

Zu viel Metall lässt kein Wachstum zu. Man zieht sich zurück, isoliert sich, verfällt in Traurigkeit, lebt im Schmerz der Vergangenheit. Dieser Zustand ist gekennzeichnet von mangelndem Antrieb, Aggressionen werden unterdrückt.

Bei zu wenig Metall kann das Holz wuchern, man verfällt in einen abenteuerlichen Aktivismus und schmiedet diverse Pläne. Leider verliert man den Sinn für das Wesentliche.

Zu viel Holz lässt einen Dschungel an Aktivitäten und Plänen entstehen. Die fehlende Entscheidungskraft lässt die Pläne aber nicht ausreifen. Man kommt nie zur Ruhe, eine aggressive Grundhaltung mit wenig Empathie entsteht.

Zu wenig Holz lässt eine Wüste entstehen und schwächt das Wasser-Element. Menschen, die nicht verwurzelt, viel auf Reisen, immer auf dem Sprung sind, repräsentieren dieses Ungleichgewicht. Ihnen fehlt die Sicherheit des Wasser-Elementes, sie sind von zu vielen Sorgen und einem fortwährenden Grübeln geplagt.

Zu viel Erde hält das Element Wasser zurück, und es entsteht ein übermäßiges Pflichtbewusstsein, ein zu großes Streben nach gesellschaftlicher Anerkennung. Materielle Werte bekommen einen zu hohen Stellenwert. Alles Nicht-Sichtbare, wie Meditation oder Spiritualität, wird verneint und der eigene Zugang zum Unter- und Überbewussten bleibt verschlossen.

Zu wenig Erde hat Überschwemmung zur Folge. Ängste, den Boden zu verlieren, Angst vor Kontrollverlust des eigenen Lebens vereinnahmen diese Person. Gefühle des Ausgeliefertseins und hinzukommende existenzielle Ängste können zu Drogenabhängigkeit oder Psychosen führen.

So entspricht alles Sichtbare (Makrokosmos) dem Unsichtbaren (Mikrokosmos). Wobei der Mensch mit seinen Organen und seiner Psyche den Mikrokosmos darstellt. Die Heilung ist auf Harmonisierung, Mäßigung und Ausgleich im Umgang mit dem Klima, der Ernährung und den Emotionen ausgerichtet. Mit der Akupunktur werden spezifische Themen gezielt angegangen und die Lebensenergie bis ins Innere zu den Organen und den Zellen ausgeglichen.

Eine weitere große Abteilung stellt die chinesische Heilkräutermedizin dar, wo den Elementen entsprechende Substanzen aus der Natur zugeschrieben werden.

Was hat die Lehre der TCM nun mit unserem Zell-Bewusstsein zu tun? Natürlich existierte das Wissen um die Zellintelligenz[9] anfangs in der TCM noch nicht. Die alten Chinesen haben jedoch mit ihrem System intuitiv vieles richtig gemacht. Sie haben den Fluss des *Qi*, die klimatischen Einflüsse, die Lehre der Säfte und den Gemütszustand der Patienten genauestens hinterfragt. Heute wissen wir, dass Umwelteinflüsse, Schwingungen, Stress, Gedanken und Emotionen den bedeutendsten Faktor für die Gesundheit darstellen. Aber nicht nur im negativen, also krankmachenden Sinn, sondern auch im ausgleichenden, gesundmachenden Sinn, zum Beispiel mit der positiven Psychologie und der meditativen

9 Siehe Kapitel „Die Zellen in der Neuen Biologie“.

Versenkung. Wie bei allen ganzheitlichen Ansätzen finden wir auch bei der TCM ausgleichende Tendenzen mit dem Ziel der Stärkung der Mitte.[10]

10 Zur TCM passend ist der buddhistisch-philosophische „Weg der Mitte".

Die Selbstheilungskräfte des Körpers

Die Biologie des Glücks

Es gibt kein Weg zum Glück – der Weg ist das Glück!

Buddha

Werfen wir nun einen Blick in die Neurobiologie des Hirns und des vegetativen Nervensystems, um zu ergründen, welche Aspekte uns schaden und welche uns glücklich machen. Erst seit den 1990er Jahren ist bekannt, dass Hirnzellen nicht fortlaufend abgebaut werden, sondern jederzeit auch wieder aufgebaut werden können. Das Hirn ist ein neoplastisches Organ, ganz im Sinne von: *If you don't use it, you loose it.* Voraussetzung ist ein stetiges Training und eine Nichtbelastung des Hirns durch Umweltgifte. So bleibt uns ein klarer Geist bis ins hohe Alter erhalten. Interessant ist, dass sich seit der Entdeckung dieser Tatsache das biologische Alter immer weiter hinausschiebt und die Menschen länger fit bleiben.

In Zeiten von Angst und Stress ist es schwierig, glücklich zu sein. Der Mandelkern, die Amygdala, gehört zum limbischen System und ist der Sitz der Angst. Sie bildet zusammen mit dem limbischen System das emotionale Hirn, mit den bewussten und unbewussten Gefühlen, nicht nur des Glücks, sondern auch der Wut und der Angst. In diesem System werden Gefahren bewertet und die nötigen Stresshormone zur Flucht bereitgestellt. Bei Dauerstress wird unter anderem der Prolaktin-Spiegel erhöht, sodass eine Schwangerschaft unter diesen Umständen zum Beispiel unmöglich ist. Es ist biologisch durchaus sinnvoll, in Zeiten von Stress nicht reproduktionsfähig zu sein.

Der deutsche Neurowissenschaftler und Arzt Tobias Esch[11] hat die Neurobiologie des Glücks genauer untersucht. Das Hirn besitzt ein eigenes Motivations- und Belohnungssystem, das im limbischen System und seinen Vernetzungen liegt. Das limbische System hat den größten Einfluss auf unser Empfinden und unsere Gefühle. Positiver Stress, der Freude macht, regt Glücksgefühle an. Negativer Stress, den wir nicht bewältigen können, belastet und baut das Hirn ab. Eine sinn- und freudvolle geistige oder körperliche Tätigkeit erzeugt einen Kreislauf des Glücks. Das Hirn löst dabei eine endogene Belohnung mit Glückshormonen wie Dopamin und Oxytocin aus. Anscheinend sind diese Glück auslösenden Belohnungssysteme eine evolutionäre Anlage, damit wir Menschen uns durch den Wachstumskreis Motivation – Handeln – Lernen – Glücksempfinden weiterentwickeln.

Was macht den Menschen nun laut der Hirnphysiologie glücklich? Was lässt das innere Belohnungssystem mit Endorphinen fluten? Interessanterweise lösen von außen kommende Belohnungen ähnliche Glücksempfindungen aus wie die intrinsischen Glückssysteme. Zuwendung und Anerkennung am Arbeitsplatz machen glücklicher als eine Lohnerhöhung. Jedoch lösen Mobbing sowie energieraubende unsinnige Tätigkeiten enormen Stress aus. Empathie und Zuwendung hingegen synchronisieren das Hirn

11 Tobias Esch: *Die Neurobiologie des Glücks*. Stuttgart 2017.

und lassen die neuronalen Netzwerke feuern. Die entstehenden Glückshormone machen glücklich und bringen den Menschen in einen gesunden Flow.

In einem sympathischen Team eine erfüllende Aufgabe zu erledigen, führt zu einer großen Befriedigung, es unterstützt das körperlich-geistige Wohlbefinden. Auf dieser Basis tendiert man dazu, seine eigenen Ressourcen zu erkennen und sie umzusetzen. Genauso wichtig ist es, die eigenen Grenzen zu erkennen und nicht aus einer falschen Ego-Befriedigung heraus zu handeln. So entsteht eine hohe Kompetenz des Selbst-Managements. Große Leistungen können mit wenig Energieaufwand erbracht werden. Die Tätigkeit macht Freude und Krankheitsausfälle verringern sich. Ist man im Flow, ändert sich die Beziehung zur Arbeit grundlegend. Arbeitszeit wird zu Lebenszeit und die Arbeit wird nicht mehr als anstrengend empfunden. Es gibt einige innovative Firmen, die diese gesunden neuen Arbeitsmodelle erkannt haben und so den Arbeitsplatz attraktiv halten.

Eine befriedigende Tätigkeit macht, ganz abgesehen von der gesundheitsfördernden Wirkung, glücklich und beeinflusst das Beziehungsumfeld positiv. Glückliche Menschen wiederum ziehen andere glückliche Menschen und Erfolg an. Man weiß heute, dass ein ausgeglichenes Privat- und Berufsleben sich harmonisierend auf die Zellen auswirkt. Der Zellstoffwechsel wird stimuliert und die Gesundheit, insbesondere das Immunsystem, erfreut sich einer stabilen Grundlage.

Die Zellen in der Neuen Biologie

Ich habe also eine volle Kehrtwendung gemacht,
vom reduzierten, rein wissenschaftlichen Ansatz
zum spirituellen Blick auf das Leben.

Wir wurden nach dem Bilde Gottes erschaffen,
und wir müssen unseren Geist wieder
in diese Gleichung mit einbringen,
wenn wir unsere physische und
psychische Gesundheit verbessern wollen.

Bruce Lipton

Betrachten wir nun die Bausteine des Körpers, die Zellen. Die Forschungen der letzten Jahrzehnte legten den Fokus auf die Zerlegung der Zelle in ihre Einzelteile, besonders auf das Genom, unser Erbgut. Die Struktur und Funktion der DNS-Doppelhelix, der genetische Code, wurde 1968 vollkommen entschlüsselt. Die Erbfaktoren waren entdeckt, und man wähnte sich nun im Besitz des *Geheimnisses des Lebens*. Wie so viele Errungenschaften ist auch diese zweischneidig. Mit dem Knacken des genetischen Codes wurde der genetischen Manipulation Tür und Tor geöffnet.

Aufgrund meiner Ausbildung und der Tätigkeit als medizinische Fachperson hatte ich den festen Glauben, dass Krebs und viele andere Krankheiten von unserem Erbgut und somit mehr oder weniger vom Glück oder Unglück des Schicksals abhängig seien. Leider werden wir mit dieser immer noch kursierenden Auffassung zum Opfer unseres eigenen Schicksals und haben keinerlei oder nur sehr wenig Einfluss auf unsere Gesundheit. Sogar für unsere Emotionen, unsere Vorlieben und unsere Verhaltensmuster wurde das Genom verantwortlich gemacht. Diese Haltung erinnert an die Idee René Descartes, dass unser Körper eine *biochemische Maschine* ist, abhängig vom Erbgut unserer Eltern und vom Schicksal. Die Entscheidung über Gesundheit und Krankheit wird somit dem Zufallsprinzip überlassen.

Tatsache ist jedoch, dass die von Gen-Defekten bedingten Krankheiten nur weniger als vier Prozent der Bevölkerung befallen. Nur fünf Prozent der Brustkrebs-Erkrankungen sind genetisch bedingt. Die trotzdem immer wieder innerhalb der Familien aufkommenden Fälle erklären sich mehr durch die systemisch weitergegebenen energetischen Felder – etwa dem der Angst. Das Milieu in einem Familiensystem ist deutlich prägender als die Vererbung.

Einen wahren Paradigmenwechsel sehen die Mitglieder der deutschen Akademie der Wissenschaften, der *Leopoldina*, in einer neuen Ausrichtung in der Biologie, die „zurück zur Ganzheit" heißt. International führende Wissenschaftler, die sich im Herbst 2007 in Berlin zu einem Symposium getroffen haben, wurden sich darüber einig, dass sich eine neue Thematik durch die Molekularbiologie des 21. Jahrhunderts ziehen wird. Der Titel des Symposiums lautete: „Vom Molekül zum System – ein Quantensprung in der Komplexität." In der *Neuen Biologie* rückt nun das komplexe biologische System, das Studium des Gesamtnetzwerkes der Moleküle und ihrer Wechselwirkungen in der Zelle, in den Vordergrund. Der Organismus ist mehr als nur die Summe seiner Moleküle.

Einer dieser neuen Forschungsbereiche ist die Epigenetik, zusammengesetzt aus den Wörtern *Genetik* und *Epi*, was wörtlich die Entwicklung eines Lebewesens „neben" der Vererbung bedeutet. Die Epigenetik gilt in der Biologie als das Bindeglied zwischen den Umwelteinflüssen und den Genen; in ihr werden die Auswirkungen der Umwelt auf die Zelle und auf den menschlichen Gesamtorganismus studiert. Dabei wurde festgestellt, dass die von außerhalb der Zellen kommenden Informationen einen bedeutenderen Einfluss in der DNA haben, als die genetischen Codes.

Bruce Lipton schreibt in seinem Bestseller *Intelligente Zellen:* „Plötzlich erkannte ich, dass das Leben einer Zelle durch ihre physische und energetische Umgebung bestimmt wird und nicht etwa durch ihre Gene." Daraus folgert er die logisch erscheinende Konsequenz, dass diese Tatsache für den ganzen Menschen gilt. „Ich wusste, wenn einzelne Zellen dadurch bestimmt werden, wie sie ihre Umgebung wahrnehmen, dann gilt das genauso für uns Menschen als Millionen-Zellen-Wesen." Weiter führt Bruce Lipton aus: „Genauso wie bei der einzelnen Zelle wird unser Leben nicht von unseren Genen bestimmt, sondern durch unsere Reaktionen auf die Umweltreize, welche das Leben antreiben."[12]

Ein bewusster Geist kann nicht nur das genetisch Erworbene, sondern auch das durch Lebensgewohnheiten Kultivierte übertrumpfen. Bruce Lipton glaubt, diese Erkenntnisse der Biologie stellen einen Paradigmenwechsel dar, die das Bewusstsein der Menschheit ebenso erschüttern werden wie einst die Kopernikanische Wende.

---

12 Bruce Lipton: *Intelligente Zellen*. Burgrain 2007, S. 13–15.

Rezeptorproteine sind als Mini-Antennen darauf ausgerichtet, das innere Milieu der Zelle sowie externe Signale aufzunehmen. Sie reagieren als Östrogenrezeptor zum Beispiel nicht nur auf die Aufnahme von Hormonen, sondern auch auf Schwingungsenergiefelder wie Licht, Klang und elektromagnetische Wellen. Nicht nur physische Moleküle, wie etwa Medikamente, wirken auf die Zellen ein, sondern auch feinstoffliche Schwingungen, insbesondere der Gedanken. Negative Gedanken verursachen negative Emotionen und Stress, diese wiederum lösen Stoffwechselvorgänge im Hirn und im Hormonsystem aus. Ausgelöste Stoffe wie Cortison und Adrenalin beeinflussen wiederum die Zellen.

Der Japaner Masaru Emoto[13] hat mit seiner Forschung an Wasserkristall-Bildern eindrucksvoll gezeigt, wie sich Gedanken und die Umgebungsschwingung auf die Strukturen von Wassermolekülen auswirken. Inspirierende Gedanken und Musik wie etwa von Beethoven oder Bach senden formgebende Kräfte aus und erzeugen die perfektesten kristallinen Hexagone. Hingegen lassen durch radioaktive Strahlen verseuchtes Wasser, negative Gedanken und Gefühle wie Angst und Hass oder Heavy-Metall-Musik verzerrte, nicht mehr strukturierte, an Monster erinnernde Gebilde entstehen. Auch das Zytoplasma und das Zwischenzellgewebe nimmt, der elektromagnetischen Schwingung entsprechend, Form und Gestalt an.

Wie entsteht die elektromagnetische Ladung in den Zellen? Bruce Lipton[14] schreibt, dass die Wissenschaftler erfolglos in der *Newtonschen Physik* nach der Ursache der proteinmolekularen Bewegung gesucht haben. Im Wissenschaftsmagazin *Nature* wurde

13 Masaru Emoto: *The Message from Water.* Tokyo 1999.
14 Bruce Lipton: *Intelligente Zellen.* Burgrain 2007, S. 109.

2000 ein Artikel veröffentlicht, demzufolge die lebenserzeugenden Bewegungen in einem Molekül den *quantenphysikalischen Gesetzen* gehorchen.

Angetrieben durch die elektromagnetische Ladung ist eine gesunde Zelle immer in Bewegung. Die regelkonforme Funktion einer Zelle ist also abhängig von der Elektromagnetik, der intern erzeugten und der aus der Schwingung der Umgebung gewonnenen Elektromagnetik. Die Zellen sind unsere Energiereservoirs, unsere inneren Batterien. Der Rezeptor-Effektor-Komplex in der Zelle ist eine hochentwickelte innere Fabrik, die nicht nur mit Umweltgiften, Bakterien und Viren fertig werden muss, sondern auch durch unsere Gedanken-Schwingungen in Trab gehalten wird. Dazu kommt die Aufgabe der internen Verstoffwechselung von Hormonen, Proteinen, Aminosäuren, Mineralien und Vitaminen.

Weiter schreibt Bruce Lipton, dass die für die Funktion der Zelle verantwortlichen Membran-Proteine das wahre Gehirn der Zelle darstellen. „Die Funktion der Zellmembran, intelligent auf jeden Umwelteinfluss zu reagieren und daraus ein Verhalten abzuleiten, macht aus ihr das wahre Gehirn der Zelle.“[15] Er bekräftigt seine epigenetischen Forschungserkenntnisse mit der Gewichtung des Milieus anstelle der internen genetischen Steuerung. „Ich konnte aus meinen Forschungen schließen, dass die Zellfunktionen hauptsächlich durch ihre Interaktion mit der Umgebung gesteuert werden und nicht durch ihren genetischen Code.“ „Zweifellos sind die DNS-Blaupausen im Zellkern bemerkenswerte Moleküle, die im Laufe von über drei Milliarden Jahren entstanden sind, aber sie steuern nicht die Funktion der Zelle.“[16]

15 Ebd., S. 84.
16 Ebd.

Plausibel belegt Bruce Lipton, dass die genetischen Codes nicht fähig sind, auf unmittelbare Ansprüche der sich dauernd verändernden Gegenwart zu reagieren. „Außerdem können die Gene das Leben einer Zelle logischerweise gar nicht im Voraus programmieren, denn das Überleben der Zelle hängt schließlich von ihrer Fähigkeit ab, dynamisch auf jede Veränderung ihrer Umgebung zu reagieren.“[17]

Interessanterweise stirbt eine Zelle ohne Membran sofort, überlebt jedoch einige Stunden ohne Zellkern. Im Kapitel *Das Wunder der Zellmembran* vergleicht Bruce Lipton die Zelle mit der Computertechnik. Der Nukleus mit den DNS-Programmen entspricht demnach der Festplatte, er nennt sie den „Doppelhelix-Speicher“. Der Computer ist weiterhin funktional, auch ohne seine Programme. So stirbt auch die Zelle nicht sofort ohne ihren Nukleus, die Programme sind ja heruntergeladen. Probleme entstehen erst bei einer Erneuerung oder der Ersetzung von Proteinen, da bedarf es der Gen-Programme. Die Zellmembran hingegen ist ein flüssiger kristalliner Halbleiter und nimmt die Informationen aus der Umgebung auf.

Die Erkenntnis in jener Nacht, in der sich Bruce Lipton dieses bedeutenden Paradigmenwechsels in der Biologie bewusst wird, beschreibt er folgendermaßen: „Ich verwandelte mich nicht nur in einen membran-zentrierten Biologen, sondern auch von einem agnostischen Wissenschaftler in jemanden, der fest daran glaubt, dass das ewige Leben unseren Körper transzendiert.“[18]

17 Ebd.
18 Ebd., S. 91.

Es ist an der Zeit, dass die Forschungsergebnisse der *Neuen Biologie*, insbesondere die der Epigenetik, in das gesellschaftliche Bewusstsein eindringen, denn damit werden immense neue Möglichkeiten einer selbstbestimmten Lebensführung eröffnet. Wie viel freier kann sich ein von vorbestimmten Tatsachen unabhängiges Leben gestalten!

Leider verändert sich das Bewusstsein unseres medizinischen Systems in den medizinischen Fakultäten nur sehr schleichend. Gäbe es nicht unzählige Möglichkeiten, die man in einer Klinik zusätzlich anbieten könnte, etwa ganzheitliche Heilmethoden und neue Ernährungswege? Wahrgenommen zu werden in all seinen körperlichen und seelisch-geistigen Bedürfnissen wäre ein wahrer Segen für die Patienten. Das würde sich auf eine nachhaltige Genesung weit positiver auswirken, als die bisherigen ausschließlich synthetisch-chemischen Therapien.

Es ist gut zu wissen, dass wir unser Leben nicht dem Schicksal und den Auswirkungen unserer erlebten Traumata überlassen müssen! Wir haben es jederzeit in der Hand, wie wir unsere Zellen, unsere Organe, unseren Körper und letztendlich unser Leben „programmieren" wollen!

Im Zusammenhang mit der Medizin der Zukunft wird vermehrt über den *Valebo-Effekt* gesprochen. Wörtlich bedeutet *Valebo* gesund zu sein, wertvoll zu sein und Einfluss zu haben.
Dem Patienten wird die Selbstwirksamkeit, somit die Selbstermächtigung zurückgegeben. Es gilt, ihm zuzumuten, dass er sein Leben und seine Gesundheit selber in die Hand nimmt und weiß, was ihm gut tut und was nicht. Achtsamkeitstraining und die liebevolle Zuwendung zu sich selbst sind zu fördern. Der Therapeut

und der Arzt stehen ihm mit einer eher beratenden Haltung zur Seite.

Fallbeispiel: Endlich mit Rauchen aufhören!
In meiner Ausbildung zur Psychosynthese-Therapeutin, die meine Lehrerin zurecht *Körper-Psychosynthese* nannte, habe ich gelernt, wie wichtig die Kontaktaufnahme und die Erforschung des Energiefeldes in den Zellen und Organen ist. Es ist schlussendlich die Sprache aus der Tiefe des Körpers, die niemals lügt.

Es ist bereits einige Jahre her, aber ich erinnere mich noch sehr gut an die ausschlaggebende Sitzung mit einer Klientin, die endlich mit dem Rauchen aufhören wollte. Schon sehr früh hatte sie auf den zweistündigen Zugfahrten zu ihrer städtischen Mittelschule angefangen zu rauchen. Wie in den 1970er Jahren üblich: Man rauchte überall, in den Zügen, im Flugzeug, im Fernsehstudio, später im beruflichen Umfeld. Heute ist das undenkbar. Ein passendes Beispiel, wie die kollektive Feldenergie uns beeinflusst, uns aber auch umgehend wieder verändern kann.

Während der Sitzung, bei der inneren Kommunikation mit ihrer Lunge, den Lungenbläschen und den Lungenzellen, sah meine Klientin die Wesenheiten ihres Atmungsorganes. Sie erblickte Tausende von kleinen Geschöpfen, die bemüht waren, Teer und Nikotin aus den Lungenzellen zu entfernen. Es war an der Zeit, sie durften nun von ihrer schweren Aufgabe erlöst werden. Diese Wesenheiten sind im Mikrokosmos segensreich für uns Menschen aktiv.

Tief in sich spürte meine Klientin eine große Trauer und wurde zur ursprünglichen Motivation für ihr Rauchen geführt. Sie nahm mit ihrem inneren Teenager Kontakt auf. Dieser befand sich mit unbekannten Menschen im Zug und empfand sich durch das Mitrauchen mehr dazugehörig. Das Rauchen war eine Form der Kommunikation unter jungen Menschen. Meine Klientin versicherte dem jüngeren Ich ihren Schutz und versprach, zukünftig für sie da zu sein.

Die Bronchien, der umgekehrte Lebensbaum in den Lungen, wurden liebevoll gehegt und gepflegt. Ich empfahl meiner Klientin, viel Pranayama[19] zu praktizieren. Von diesem Tag an hat sie nie wieder geraucht.

Psychoneuroimmunologie

Die Psychoneuroimmunologie beschäftigt sich mit den Wechselwirkungen der Psyche, des Nervensystems und des Immunsystems. Robert Ader (1932–2011) wies 1974 experimentell nach, dass das Immunsystem mit dem Zentralnervensystem zusammenarbeitet und sogar von ihm lernen kann. Botenstoffe aus den jeweiligen Systemen interagieren und lassen in den Schnittstellen des Hirns, der Hypophyse, der Nebennieren und der Immunzellen Reaktionen entstehen. So werden zum Beispiel Fresszellen (Makrophagen) aktiviert, die durch die Phagozytose krankmachende *Angreifer* verschlingen können. Inzwischen hat auch die Wissenschaft Hinweise gefunden, dass im Zusammenhang mit dem Immunsystem Gefühle eine ebenso wichtige Rolle spielen wie Schlaf, Ernährung und Bewegung.

Dieses Wissen formulierte bereits der englische Arzt Edward Bach mit folgenden Worten:

19 Atemtechniken im Yoga.

> „Blütenessenzen heilen nicht dadurch, dass sie Krankheit direkt angreifen, sondern dadurch, dass sie unseren Körper mit den schönen Schwingungen unseres *Höheren Selbst* durchfluten, in deren Gegenwart die Krankheit wegschmilzt wie Schnee an der Sonne.“[20]

Die Blütenessenzen bringen die Gefühlswelt des Patienten ins Gleichgewicht, das wirkt sich positiv auf das Nerven- und das Immunsystem aus.

Daraus ergibt sich die Notwendigkeit, sich mit dem Gefühlsleben der Patienten zu beschäftigen. Edward Bach führte dazu aus:

> „Somit wird der Arzt der Zukunft zwei große Ziele haben. Das erste wird sein, dem Patienten zur Kenntnis über sich selbst zu verhelfen und ihn auf die fundamentalen Irrtümer und Fehler hinzuweisen, die er begehen kann. Solch ein Arzt muss sich eingehend mit dem Studium der geistigen Gesetze, die den Menschen beherrschen, sowie mit dem Wesen der menschlichen Natur beschäftigen, damit er bei seinen Patienten die Faktoren erkennt, die einen Konflikt zwischen der Seele und der Persönlichkeit hervorgerufen haben. Er muss imstande sein, dem Leidenden zu raten, welche Arten des Handelns gegen die Einheit er aufgeben und welche notwendigen Tugenden er entwickeln muss.“[21]

Aus meiner jahrelangen Praxistätigkeit, in der ich Menschen mit Psychologie und Bach-Blüten-Therapie begleite, kann ich berichten, dass sich immer wieder körperliche Beschwerden auch

---

20 Mechthild Scheffer: *Die Original Bach-Blüten-Therapie*. München 2013, S. 38.

21 Ebd., S. 22.

chronischer Art vollständig auflösten, wenn der Seelenfrieden wiederhergestellt war. Natürlich ist es unseriös zu behaupten, dass Bach-Blüten eine Blasenentzündung heilen können. Es ist aber eine Tatsache, dass das wundervolle Immunsystem und die Selbstheilungskräfte der Blasenentzündung entgegentreten können, sobald die unterschwelligen inneren Konflikte mit Gefühlen der Ohnmacht und Wut erkannt und ausgesprochen werden.

In diesem Zusammenhang liegt es mir am Herzen zu erwähnen, dass die systemische Klassifizierung von Krankheitsbildern mit Verhaftung auf bestimmten psychologischen Ursachen nicht mehr der heutigen Zeit entspricht und für den Heilungsprozess kontraproduktiv sein kann. Eine Fokussierung auf Schuld ist für den Genesungsprozess nicht förderlich. TCM oder ähnliche Systeme können das Navigationsgerät eines Heilungsweges sein, jedoch führen viele intuitive Wege zum Ziel. Ein intelligenterer Weg wäre, Verantwortung für einen liebevollen und achtsamen Umgang mit sich selbst anzuregen.

Wir Therapeuten müssen die Verantwortung übernehmen, den Patienten nicht mit dem Fokus auf das Pathologische in einer Abhängigkeit zu halten. Den Selbstheilungskräften dürfen wir vermehrt Vertrauen schenken. In der hoch differenzierten Diagnostik der heutigen Zeit darf das Immunsystem mit seinen genialen Kräften nicht vergessen werden. Das bedeutet, auf eine gesunde Art Symptome und Reaktionen haben zu dürfen. Sich zu erlauben, in den Rückzug zu gehen und das Bett zu hüten. Meine persönlich schönsten Erinnerungen an mütterliche Nähe und Fürsorge waren die Zeiten, wo meine Mutter mich am Bett gepflegt hat. Als älteste Tochter von drei jüngeren Geschwister konnte ich sie so einige Stunden für mich allein beanspruchen.

Nach dem Psychoneuroimmunologen und Psychologen Christian Schubert[22] reagieren wir permanent auf die Impulse aus unserer Umwelt. Wie die Zellen, so reagiert auch das Immunsystem auf von außen kommende Reize und schützt den Körper sowie die Psyche vor schädlichen Einflüssen wie Viren, Toxinen, aber auch vor Faktoren wie Stress. Stress, hervorgerufen durch eine unpassende Beziehung, einen falschen Arbeitsplatz oder unverarbeitete Traumata.

Wir erinnern uns, das Immunsystem, das Nervensystem und die Psyche sind interaktive Systeme. Impulse werden über die Nerven und die Zellen aufgenommen und Antworten werden gegeben. Wir dürfen lernen hinzuhören. Wenn das Immunsystem mit Müdigkeit oder Fieber antwortet, gilt es, diese Zeichen ernst zu nehmen. Manchmal reagieren auch die Nerven oder die Psyche zuerst. Gerade Kinder sind oft unleidig und quengelig, bevor sie krank werden. Dann ist es angezeigt, im Bett zu bleiben, dem Körper das zu geben, wonach er verlangt. Unser heutiges Gesellschaftssystem will aber „besser", „schneller", „größer" sehen, und die Hinweise des Immunsystems werden oft mit dem Griff nach Medikamenten unterdrückt.

„Leider ist unsere Schulmedizin zur Symptombekämpfung verkommen und nicht mehr Ursachen basiert. So entwickeln sich immer mehr chronische Krankheiten, da man nicht mehr kausal arbeitet und den wirklichen Ursachen auf den Grund geht"[23], führt Christian Schubert weiter aus. Die ursächlichen Gründe sind meist sozialpsychologischer und gesellschaftlicher Natur und

22 Gunnar Kaiser-TV, *Das ist die größte Krise der westlichen Medizin.* YouTube, 1.9.2021.

23 Ebd.

liegen nicht in einer diagnostisch zu fixierenden Krankheit. Also gilt es, den Menschen wirklich zuzuhören.

Den Körper zu einer reparaturbedürftigen Maschine verkommen zu lassen, ist eine unwürdige Medizin, aber leider immer noch eine Tatsache. In der heutigen Zeit darf es nicht mehr am Unwissen liegen, denn die Zusammenhänge einer neuen, ganzheitlichen Sichtweise in der Medizin sind erkannt und bewiesen. Die Menschen sind nun aufgerufen, sich an die Selbstverantwortlichkeit und die Möglichkeit ihrer Wahl zu erinnern, welche Art der medizinischen Versorgung ihnen entspricht.

Für das Immunsystem sind Freundschaften und gute Beziehungen das A und O. Wenn sich der Mensch eingebettet, geliebt und in Sicherheit fühlt, sind die neurologischen Systeme entspannt und das Immunsystem muss nicht in Alarmbereitschaft stehen. Eines der größten Paradoxe während der Corona-Zeit war es, das Virus mit Angst und Drohung zu bekämpfen und somit das körpereigene Abwehrsystem zu schwächen.

Der Weg zur Gesundheit und die Kraft des inneren Gleichgewichts

Die diagnostischen Möglichkeiten in der modernen Medizin sind immer raffinierter geworden. Die Gesundheitskosten schnellen regelmäßig in die Höhe, und eine riesige Geldmaschine ist entstanden. Laufend werden neue Krankheitsbilder entdeckt und dokumentiert. Leider besteht dabei die Gefahr, dass Krankheiten regelrecht generiert werden. Krankheit ist aber vielmehr der logische Prozess eines Ungleichgewichts im Lebensstil der modernen Gesellschaft – und muss als solches behandelt werden.

Je stärker der Fokus auf krankmachende Prozesse gerichtet wird, desto mehr Unregelmäßigkeiten werden nach dem Motto „Wer sucht, der findet“ aufgedeckt. Im Körper finden fortlaufend Prozesse statt, die sich aber durch die selbstregulatorischen Kräfte in einem gesunden Körper und einem harmonischen Umfeld selbstständig ausgleichen können. Diagnostische Resultate sind immer nur Momentaufnahmen. Entgleiste Prozesse sind die Sprache des Körpers und machen uns darauf aufmerksam, diese durch mehr Schlaf, Ruhe oder Psychohygiene auszugleichen. Es ist wie eine logische mathematische Formel: Wenn dem Körper etwas fehlt, verlangt er eine ausgleichende Maßnahme.

Es ist wünschenswert, dass wir uns der dem Körper innewohnenden Intelligenz zuwenden und lernen, ihr vermehrt zu vertrauen. Richten wir unseren Blick auf dieses Wunderwerk! Beachten wir weniger die *Pathogenese*, die Krankheitsursachen, sondern richten unsere Augen viel mehr auf das, was uns gesund macht und gesund erhält, auf die sogenannte *Salutogenese*, den Ursprung des Gesunden.

Eine dem Gesunden zugewandte Haltung ist die Musik der Zukunft. Aus Krankenhäusern entstehen Gesundheitszentren, aus Krankenpflegern werden Gesundheitspfleger! Mit dieser Ausrichtung öffnen wir uns für die intelligenten körperlichen Prozesse – die *Selbstheilungskräfte*.

Die Natur besitzt Kräfte zur Selbstheilung und zur Selbstregulation. Die Natur hat die Fähigkeit, entgleiste Zustände zu *kompensieren*. Ein verletzter Baum heilt eine Schnittwunde mit seinem Harz, reguliert den Feuchtigkeitsaustausch mit seinem Blattwerk und kompensiert ein Störungsfeld, indem er in die Gegenrichtung wächst. In unseren Knochen liegt eine „architektonische“ Intelligenz, die den Knochenbau eines Schwerstarbeiters den äußeren Belastungen anpasst, indem verstärkende Knochenmasse gebildet wird. Die Zellen, Organe und der Körper sind aufs Feinste abgestimmte Wunderwerke.

Ein System, das nicht mehr die Kapazität besitzt, sich von innen heraus zu regulieren oder zu kompensieren, fällt in einen sogenannten *Dekompensationszustand*. Das ist ein pathologischer Endzustand, in dem das Leben nur noch durch Medikamente oder Apparate, wie die Dialyse oder die Beatmung, aufrechterhalten werden kann. Ist das nicht gewährleistet, besteht die Gefahr der kompletten Erstarrung, die zum Tode führen kann. Im psychischen Bereich stabilisiert Medikation mit Antidepressiva und Beruhigungsmitteln eine erstarrte Situation.

Können die Prozesse der Selbstregulation hingegen stattfinden, führen sie den Körper zurück in einen Zustand der inneren Balance, zu einer *Homöostase*. Durch chemische und physikalische Vorgänge oder durch Zellvermehrung halten die homöostatischen Prozesse die Zellen, die Organe, also den ganzen Organismus konstant im Gleichgewicht. Beispiele dafür sind die hormonelle und die Wärme-Regulation des Körpers oder der richtige PH-Wert des Zell- und Zwischenzellmilieus, die Blut-Hirn-Schranke und die Anpassung des Blutdrucks.

Den durch die Homöostase hervorgehenden Gleichgewichtszustand zu erreichen, hat in der Naturheilpraxis hohe Priorität. Die Medikamente der Wahl müssen nicht immer das Defizit ausgleichen, sondern können durchaus Eigenschaften zur Anpassungsfähigkeit aufweisen. Es sind Adaptogene wie *Kurkuma*, *Ashwagandha*, *Gin-*

seng, *Rosenwurz*, *Maca* und *Reishi*, die große Bedeutung in der Phytotherapie haben. Sie alle besitzen die Fähigkeit, Stoffwechselprozesse auszugleichen. Diese Heilmittel unterstützen die Fähigkeit des Körpers, sich an die jeweils herrschenden Bedingungen anzupassen. Unser moderner Lebensstil mit seinen komplexen Alltagssituationen verlangt mehr denn je ausgleichende Hilfestellungen.

Mit der Messung der Herzratenvariabilität[24] kann man die sympathische und die parasympathische[25] Aktivität über den Herzmuskel testen. Im Zusammenhang mit der Atmung reagiert das Herz unmittelbarer, als dies für unser Bewusstsein zugänglich ist. Eine gesundheitserhaltende Regulation zeigt sich in einer hohen Variabilität, in der Fähigkeit, sich schnell anzupassen. Ein optimales Zusammenspiel zwischen Spannung und Entspannung ist gewährleistet. Anhaltende Belastungszustände lassen den Herzrhythmus jedoch monoton werden, die Variabilität sinkt. Gezieltes Training aktiviert die innere Bremse und lässt uns besser mit den herausfordernden Alltagssituationen umgehen.

Dr. med. Petra Wiechel resümiert in einem Interview: „Wir leiden in der Schulmedizin an einem Verlust von Ideen für persönliche Heilungskonzepte." Um diese zu ergründen, stellt die ganzheitlich denkende Ärztin wichtige ursächliche Fragen: „Wer bin ich? Wo stehe ich im Leben? Wo ist der Belastungsdruck? Welche Konstitution, welche Disposition habe ich für eine Krankheit?"[26] Ist diese oft über ein ganzes Leben aufgebaute Ursachenklärung erbracht, ergibt eine ausschließliche Be-

24 HRV-Testung aus dem Biofeedback

25 Sympathikus ist das innere „Gaspedal", der Parasympathikus die innere „Bremse".

26 QS24 – Schweizer Gesundheitsfernsehen: Wie muss die Neue Medizin aussehen? YouTube, 4.2.2022

schäftigung mit der kompensatorischen Krankheit keinen Sinn mehr. Ist die Ursache geklärt, wenden wir uns in einer ganzheitlichen Form dem zu, was uns gesund macht und gesund erhält.

Wir brauchen wieder eine Salutogenese, nicht nur ausschließlich die Pathogenese![27]

Das innere Gleichgewicht zu erlangen, ist nicht zu verwechseln mit einem langweiligen Lebensstil, sondern scheint die Basis für ein freies und gesundes Leben zu sein. Es erinnert an Buddhas Weg der Mitte, den der frühere Prinz Siddhartha, später der asketische Mönch, vertreten hat.

Das innere Gleichgewicht durch Anpassungsfähigkeit zu erlangen, anstelle von einem einseitigen, die Lebensenergie raubenden Dasein, führt schlussendlich zu *Resilienz*.

Körperliche und psychische Resilienz
In Zeiten, in denen Niedergangskräfte dominieren,
kommt es auf den ganzen Menschen an,
auf den Entschluss, nicht mit dem Strom
und nicht gegen den Strom zu schwimmen,
sondern Neuland zu schaffen in sich selbst
und in seinem Wirkungskreis.

Rudolf Steiner (1861–1925)

Gehen wir von der Anpassungsfähigkeit des menschlichen Körpers aus, so begegnen wir unvermeidlich der *Resilienz*. Das Wort

---

27 *Salutogenese*: Der individuelle Entwicklungs- und Erhaltungsprozess der Gesundheit. *Pathogenese*: Die Entstehung wie auch die Entwicklung von Krankheit.

stammt aus dem Lateinischen *(resilire)* und bedeutet abprallen. Nach dem Duden besitzt ein Mensch Resilienz oder psychische Widerstandskraft, wenn er schwierige Lebenssituationen meistert und diese ohne anhaltende Beeinträchtigung übersteht. Wie wir aus der Psychoneuroimmunologie gelernt haben, sind die physischen, nervlichen und psychischen Systeme voneinander abhängig. Herausfordernde Lebenssituationen können dank unserer Resilienz gemeistert werden, ohne dass sie uns krank machen oder in ein zweites Stadium einer Krankheit eintreten lassen, in der der Körper mit Schmerzen, Fieber oder großer Müdigkeit reagiert.

Resilienz bedeutet, auf die eigenen inneren Kräfte zurückgreifen zu können. Die Grundlagen dieser inneren Widerstandskraft werden bereits früh im Leben gelegt. Es ist die Fähigkeit, sich in schwierigen Momenten anpassen zu können, flexibel zu sein und auf diese starke innere Basis zurückgreifen zu können. Resilienz entsteht, wenn man auf die Verlässlichkeit seiner inneren Systeme der Anpassung und des Ausgleiches vertrauen kann. Dadurch wird eine autonome Selbstwirksamkeit erreicht.

Vergleichen wir die Herausforderungen des Lebens mit *Bungee-Jumping*, so stellt die Federung des Seils die Resilienz dar. Die Federung passt sich dem Druck an. Ist sie aber zu rigide oder zu locker, so verletzt man sich. Analog besitzt der selbstwirksame Mensch die Fähigkeit, sich den Herausforderungen entsprechend anzupassen. Das betrifft sowohl die körperliche als auch die psychische Anpassung oder Ausgleichung.

Studien über Resilienz von Individuen und ethnischen oder religiös geprägten Gruppen finden seit rund hundert Jahren statt. Untersucht hat man bereits Kinder aus Familien, die auf Grund der großen Depression der 1920er Jahre Armut erfahren haben und Kinder aus traumatisierenden Verhältnissen. Anhand von *Boatpeople* aus Vietnam und spanischen Einwandererfamilien in Deutschland hat man die Resilienz kollektiver Gruppen untersucht.

Resiliente Kinder unterschieden sich durch eine Reihe von Eigenschaften von nicht-resilienten Kindern:

- Es sind häufiger Mädchen als Jungen, die Resilienz aufweisen. Resiliente Jungen sind eher „untypische" Jungen. Sie sind weniger aggressiv und mehr auf andere bezogen als nicht-resiliente Jungen.
- Intelligente Kinder sind tendenziell resilienter als weniger intelligente Kinder.
- Resiliente Kinder sind oft „Überleister", das heißt, sie bringen bessere Schulleistungen, als es von ihrer Intelligenz her zu erwarten wäre.
- Sie haben ihre Impulse eher unter Kontrolle als nicht-resiliente Kinder und sind disziplinierter.
- Sie sind eher in der Lage zum Belohnungsaufschub als nicht-resiliente Kinder.
- Resiliente Kinder sind anderen Menschen zugewandt, sie reagieren positiv auf Aufmerksamkeit.
- Resiliente Kinder sind einfühlsamer und emotionaler als nicht-resiliente Kinder.
- Sie sprechen eher über ihre Gefühle.
- Sie sind vertrauensvoller und weniger aggressiv.
- Entgegen des Vorurteils, das viele Leute vielleicht hegen, sind resiliente Kinder nicht hart im Nehmen oder „zäh". Das Gegenteil ist der Fall, sie ersuchen andere eher um

Hilfe als nicht-resiliente Kinder und geben Schwächen leichter zu.

- Resiliente Kinder haben eine realistische Selbsteinschätzung und präzise Zukunftsvorstellungen.
- Sie sind sozial angepasster als nicht-resiliente Kinder, sind „leichter zu lenken" und versuchen, den Erwartungen Erwachsener gerecht zu werden.
- Sie sind interessiert an Menschen, Sachen und Ideen und lernen leicht. In der Regel gehen sie gerne zur Schule.[28]
- Sie haben eine größere Unabhängigkeit von äußeren Geschehnissen, hängen weniger an einem Schicksalsglauben.[29]

Interessanterweise ist es nicht die Armut und sind es nicht immer nur durchlebte Traumata, welche die Widerstandskraft schwächen. Diese Kinder haben sich bei einfühlsamen unterstützenden Eltern oder Bezugspersonen und beim Zugang zu Bildung als resilienter erwiesen als Kinder aus Wohlstandsfamilien.

Einwanderer mit einem starken Integrationswillen und dem Wunsch nach Bildung weisen eine hohe Resilienz aus. Für Immigrantenfamilien war Bildung überlebenswichtig und von großem Wert. Laut verschiedener Studien haben Immigranten-Kinder durchschnittlich bis zu drei Stunden täglich Hausaufgaben gemacht, im Gegensatz zu einer Stunde bei mittelständischen einheimischen Familien. Die „Secondos", die Nachkommen von italienischen, spanischen, türkischen und balkanischen Arbeits- oder Kriegsmigranten, die als Gastarbeiter oder Flüchtlinge nach

28 Wikipedia, „Resilienz" Merkmale kindlicher Resilienz. Abgerufen März 2022.

29 Diverse Quellen.

Deutschland oder in die Schweiz gelangten, sind heute integrierte und erfolgreiche Nachkommen.

Diese Tatsachen führen uns vor Augen, wie ein empathisches Elternhaus, eine zusammenhaltende Gemeinschaft sowie der Zugang zu Bildung und spiritueller Entwicklung förderlich für unsere Gesundheit sein können.

Die „Pandemie“ mit den weltweit verordneten Maßnahmen und den *Lockdowns* hat die Resilienz jedes Einzelnen auf den Prüfstand gestellt. Wir alle waren betroffen, und die persönlichen Reaktionen haben uns mehr über uns erzählt.

Fragen, die man dazu stellen kann:

- Welche Situation oder Maßnahme hat dich am meisten belastet?
- Wie bist du mit dem Lockdown umgegangen? Bist du tendenziell eine eher introvertierte Person und hast dich auf den Rückzug gefreut? Bist du tendenziell eher extrovertiert und brauchst die Gemeinschaft?
- Was bedeutete die Einschränkung des Konsums für dich (Restaurants, Shopping, Ferien)?
- Hast du möglicherweise eine weitere emotionale Isolation von deiner Familie, von Freunden erlebt? Hervorgerufen durch eine andere Gesinnung oder eine andere Verhaltensweise?
- Hattest du Angst? Wenn ja, was hat dich geängstigt?
- Wie war dein Vertrauen in deine Selbstheilungskräfte?
- Wie ist deine persönliche Resilienz?

Eine erhöhte Anpassungsfähigkeit an Ausnahmesituationen bedeutet, nicht in eine egozentrische Opferhaltung zu fallen, sondern wirksam für sich selbst und unterstützend für andere zu bleiben.

Es gibt auch kritische Gedanken betreffend der Resilienz jedes Einzelnen in einer Gesellschaft. Es wäre gefährlich, sich an langanhaltende und zermürbende wirtschaftliche oder zwischenmenschliche Situationen anpassen zu können und zu müssen. Es ist wichtig, sich eine innere Freiheit zu erhalten. In Krisensituationen gilt es, den Mut zu bewahren und neue Wege zu wagen. Ganz wie es Rudolf Steiner treffend formulierte: Nicht mit oder gegen den Strom zu schwimmen, sondern Neuland zu schaffen. Der Weg in die Erneuerung geht auch immer in die Erhöhung, in das persönliche Wachstum.

Das Kollektiv der Menschheit wird sich früher oder später unlogisch erscheinenden Maßnahmen gegenüber auflehnen, ganz im Sinne der Selbsterhaltungs- und Selbstheilungskräfte. Nicht zum bequemen, angepassten Bürger werden, sondern durch Resilienz zur Freiheit gelangen! Die Lebenskunst besteht darin, sich trotz unliebsamer Umwelteinflüsse und sozialer Abhängigkeiten ein freies Leben zu gestalten. Dazu braucht es immer wieder Rückzug und Reflexion: Die Entwicklung eines bewussten liebevollen Umganges mit sich selbst, um dann mit einem „gesunden“ bei sich sein nach außen zu gehen.

Fallbeispiel: Wiedererlangter Freiraum

Michaela[30] war nach einem jahrelangen zerrenden Burn-out auf dem Weg zurück ins Leben. Völlig genervt und innerlich geladen kam sie zu einem meiner Meditationsabende. Eine Gruppe junger Menschen in der Nachbarschaft störte sie mit übermäßigen musikalischen Lärmemissionen und verletzte massiv die soeben aufgebauten inneren Grenzen meiner Klientin. Ihre Toleranzgrenze war auf dem Nullpunkt angekommen. Michaela fühlte sich handlungsunfähig, in sich gefangen, in einem unangenehmen Zustand.

Da ich mich gerade mit dem Thema der Resilienz beschäftigte, erklärte ich ihr, dass es von Vorteil wäre, wenn ihre Handlungsfähigkeit und ihre Regulationskräfte wiederhergestellt würden. Ansonsten bestand die Gefahr, dass eventuelle konkrete Schritte gegen die Nachbarschaft zu einer Eskalation führen würden. Die Energie zwischen Michaela und ihren Nachbarn fühlte sich an wie eine Wand, eine Wand, an der Michaelas Wut abprallte und auf sie zurückfloss. Im Feld befand sich eine Energie des Widerstandes. Es galt, einen verbindenden Raum zu schaffen, in dem sich meine Klientin wieder frei fühlen konnte. Alles andere bedeutete „Nachbarschaftskrieg“.

Während einer ersten Innenschau gelangten wir in eine unterliegende Situation aus Michaelas Kindheit. Das unverhältnismäßige Verhalten ihrer Mutter belastete sie damals und nahm ihr regelrecht die Luft zum Atmen. Es fühlte sich energetisch ähnlich an wie die jetzige nachbarschaftliche Situation. Nach einer energetischen

30 Der Name wurde geändert.

Ablösung der Belastung aus der Vergangenheit konnte sie für die Jetzt-Situation einen neuen Handlungsspielraum gewinnen.

Anstelle der trennenden Mauer legten wir ein symbolisches Heilungsmandala zwischen die beiden Parteien. Die geladene Energie entschärfte sich. Michaela entspannte sich, wurde dem Thema gegenüber gelassener und konnte sich aus der verzwickten Situation und der inneren Stagnation befreien. Sie war wieder mit sich verbunden, wirkte präsenter im Hier und Jetzt.

Wochen später berichtet Michaela, dass sie Lärm gegenüber distanzierter geworden war und dass sie wie von Zauberhand mehr Handlungsspielraum bekommen hatte. Tatsache war, dass sich nun ihr Lebenspartner entschloss, mit den Nachbarn das Gespräch aufzunehmen.

Netzwerk Natur – Netzwerk Mensch

Chemikalien sprengen die Belastungsgrenzen des Planeten.
Chemische Stoffe verbrauchen mehr Ressourcen,
als die Erde langfristig zur Verfügung stellen kann.

Wissenschaftler fordern nun einen Weltrat
für Chemikalien und Abfall.

Zürich, *Tagesanzeiger vom 8. Februar 2022*

Die äußeren Belastungen und damit viele Krankheitsursachen haben sich seit der Industrialisierung grundlegend verändert. Die Umweltbelastung hat enorm zugenommen. Waren im alten China noch Insektenstiche, Schlangenbisse, Parasiten und klimatische Bedingungen die häufigsten Krankheits-Verursacher, müssen sich unsere Körper heutzutage mit ganz anderen Einflüssen auseinandersetzen.

Laut Dr. Dietrich Klinghardt haben sich die Krankheitsursachen im Tempo eines Düsenfliegers verändert, im Vergleich zum Schneckentempo der medizinischen Entwicklung. Tatsache ist, dass wir unsere Erde ausgebeutet und mit Pestiziden wie Glyphosat vergiftet haben. Der Boden kann uns keine vollwertigen, gesunden Nahrungsmittel mehr liefern. Die Gewässer sind mit landwirtschaftlichen und Medikamenten-Rückständen, die Ozeane mit Plastik und Schwermetallen verschmutzt. Die Luft ist durch Elektrosmog und Chemikalien belastet. Viele Kosmetikprodukte beinhalten immer noch verschleiert deklarierte Gifte, wie Laureth-Sulfate oder hormonell wirksame Polymere.

Es gibt allerdings bereits einige wenige Firmen, die bemüht sind, diesen traurigen Tatsachen entgegenzuwirken. Sie erschaffen damit neue Trends. Für Konsumenten ist es unerlässlich, sich Gedanken über die Erzeugnisse und Produktlinien zu machen und zu wählen, welche ethischen und innovativen Produzenten wir unterstützen möchten. Nicht zu vergessen, dass belastete Produkte nicht nur unserem Körper schaden, sie gelangen auch in unsere Abwässer und kontaminieren unser kostbares Gut, das Trinkwasser. Es gilt, über wichtige Fragen nachzudenken: Wo geht unser Abwasser hin? Wo kommt unser Trinkwasser her? Es ist dringend angezeigt, notwendige Maßnahmen und innovative Ideen umzusetzen. Es bleibt zu hoffen, dass die kommende Generation bedachter ist, einen grünen Fußabdruck auf unserem Planeten zu hinterlassen. Wir können uns nicht mehr als Herrscher über den Planeten stellen, es ist höchste Zeit, sich des Netzwerkes Natur – Mensch bewusst zu werden. Unsere Gesundheit ist vollumfänglich abhängig von der Gesundheit unseres Milieus, der Gesundheit unseres Planeten.[31]

Das Pendel des kurzfristigen Denkens in Bezug auf Ausbeutung und hohe Ernte-Erträge schlägt massiv zurück. Für die Natur gilt dasselbe Prinzip wie für den Menschen. Eine langfristige Gesunderhaltung von beiden sollte mit nicht-invasiven, nebenwirkungsfreien Mitteln unterstützt werden. Wenn immer möglich, sind natürliche Mittel aus der Natur anzuwenden. Erfolgreiche Ernten könnten mit weit kostengünstigeren und weniger invasiven Methoden erzeugt werden. Effektive Mikroorganismen unterstützen das Mikrobiom unserer Erde und lassen die Feldfrüchte erstarken, sodass sie weniger von Parasiten befallen werden. Ein gesundes Erd-Mikrobiom stärkt die Abwehrkräfte der Pflanzen.

Ein gesundes Haut- und Darm-Biom stärkt die menschlichen Selbstheilungskräfte, und viele Krankheiten werden gar nicht erst entstehen. Wenn ein Säugling zur Welt kommt, hat er noch kein Mikrobiom, sein Immunsystem wird erst nach dem Einzug von Milliarden von Darmbakterien und dem Aufbau des Hautmikrobioms aktiviert. Man kann das Mikrobiom als die Schnittstelle des physischen Menschen und der Natur bezeichnen. Zusammen mit dem Immunsystem und den körperlichen Regulationskräften helfen uns diese Kleinstlebewesen, auf dem Planeten leben zu können.

Wie für unsere persönliche Gesundheit müssen wir ebenso für den Planeten Sorge tragen. Es bleibt zu hoffen, dass wir aus unseren Fehlern gelernt haben und immer weniger in die intelligenten, sich selber ausgleichenden Netzwerke der Natur eingreifen. Ge-

31 Regula Zwicky: *Die Signaturen des Lebens*. Grafing 2021, S. 171

nau diese Haltung braucht es auch für den menschlichen Körper mit seinen genialen inneren Netzwerken und den Selbstheilungskräften. Je weniger man in die bestehende, sich selber regulierende Intelligenz eingreift, je weniger man manipuliert, desto reaktionsfähiger und wirksamer bleibt der Organismus.

Die zukünftige Medizin wird im idealen Fall unterstützend und ausgleichend sein, wenn immer möglich wird sie natürliche Heilmittel und Heilmethoden anwenden.[32] Zudem bestehen wir aus denselben Elementen wie die in der Natur vorkommenden. Im Gegenzug liefert uns die unverfälschte Natur ganzheitliche Heilmittel, die stärkend, ausgleichend und im medizinischen Sinne nebenwirkungsfrei sind.

Die Aufgabe des Menschen ist es, die Natur zu pflegen und zu stützen, nicht sie auszubeuten. Dazu passt die Aussage eines französischen Bio-Winzers: „Ich bin da, um den Wein zu pflegen, nicht um Wein zu produzieren.“

32 Ausnahme bildet die medikamentöse Substitution und Therapie bei lebensbedrohenden Krankheiten und Situationen, wo der Körper nicht mehr fähig ist, sich selbst zu regulieren.

Energetische Heilungsfelder

Stress-Prävention durch Meditation

Wenden wir uns nun den feinstofflichen, energetischen Feldern der Heilung zu. Grundsätzlich findet Heilung im energetischen Feld statt, bevor sie sich im physischen Körper manifestiert. Heilung erfolgt, wenn eine Durchlichtung der gestörten Felder stattgefunden hat. Heilung bedingt die Öffnung und den Zugang zu den Energiefeldern, die in einer höher schwingenden, lichtvolleren Dimension liegen als die ursächlichen Wirkungsfelder. Praktisch gesehen bedeutet dies: Toxische Gefühle und Gedanken sind durch erhebende Inhalte zu ersetzen. Unser Bewusstsein und unser Unterbewusstsein unterlaufen so einer grundlegenden Reinigung. Das förderliche Milieu für das Fortschreiten in höhere Dimensionen ist so gelegt.

Durch eine regelmäßige Wendung nach innen, wie es der Yoga-Pfad lehrt, entsteht mit der Zeit ein höheres Bewusstsein. Ein umfassenderes Bewusstsein führt über ein rein materiell orientiertes Bewusstsein hinaus. Im besten Fall findet ein Erwachen statt und höhere Dimensionen können wahrgenommen werden. Lassen Sie uns nun in die Welt der feinstofflichen Dimensionen eintauchen.

Energetische Felder sind in einer Parallelwelt zu unserer materiellen Welt immer existent. Sie setzen die Signaturen für alles

Sichtbare, für die in Form geronnene Welt. Es sind die höchsten himmlischen Erzengel und Heerscharen bis hin zu den Naturwesen, den Vertretern der Elemente, die erwartungsvoll zu Diensten stehen und so zu den wertvollen Helfern der Natur und der Menschen werden. Diese Energien sind es, die das Leben als solches ausmachen; sie sind es, die dem Lebendigen die entsprechende Energie zuführen, somit sind sie *Leben gebend*. Das Leben drückt sich wiederum durch uns Menschen aus. Wären wir uns dieser wundervollen Verbindungen und der Unterstützung aus der geistigen Welt voll bewusst, würden wir vor Dankbarkeit auf die Knie sinken.[33]

Diese unsichtbaren Energien sind der Grund, weshalb wir uns im Körper oder an einem Ort wohlfühlen oder nicht. Es gibt energetisch belastete Plätze, wo man sich nicht wohlfühlt. Hingegen können wir uns energetisch aufladen an freien, energiereichen Plätzen, die von Engel- und Naturwesen besiedelt sind. Es sind Orte, an denen man gerne verweilt.

Heilungsfelder sind immer existent. Heilung bedingt jedoch eine offene Haltung und den Willen, *heil* werden zu wollen. Sind Therapeut und Klient in ein freies Feld eingestimmt, sind es intuitive Heilungswege und nicht gedachte Konzepte, die zum Ziel führen. Bei der Einstimmung in das Heilungsfeld wechselt das lineare Denken in eine mehr mit allen Sinnen wahrnehmende, intuitiv ausgerichtete Haltung. In den höheren Dimensionen der energetischen Felder sind für viele Heiler Heilengel oder geistige Führer anwesend, die den energetischen Heilungsfluss lenken.

---

33 Regula Zwicky: *Die Signaturen des Lebens*. Grafing 2021, S. 23, 26, 34.

Nicht nur im therapeutischen Rahmen stimmt man sich auf das Heilungsfeld ein, diese Felder können auch mit Praktiken wie der Meditation und der Kontemplation erreicht werden. Kontemplation kann in der Natur stattfinden, aber auch an einem „heiligen Platz“ in der Wohnung. „Naturheilplätze“ können auch innerlich besucht werden.[34] Der durch die innere Versenkung entstandene, entspannte Zustand, mit den Hirnfrequenzen im Alpha- bis Theta- Bereich, hat eine enorm gesundheitsfördernde Auswirkung. Die regelmäßige Einstimmung in die höheren Dimensionen führt mit der Zeit zu einem erweiterten Bewusstseinsfeld.[35] Somit werden Rückfälle in alte Muster und Gewohnheiten hinfällig.

Laut *Der Mutter*[36] erhebt sich der *starke Verdacht*, dass wir den Schlaf, die Meditation, die Trance *brauchen*, um uns aus dem Netz der uns gefangen nehmenden Gedanken und Emotionen zu befreien, um unser Bewusstsein zu dehnen und dem Lauf der Evolution zu folgen. Die Auflösung der Zeitlinie in diesen Zuständen ist eine weitere Tatsache, dass Wunder „über Nacht“ geschehen können. In der vertikalen Zeitlinie ist alles möglich. Geschehnisse sind nicht mehr in der Zeit gefangen, sondern sind einfach, im Jetzt. Spontanheilungen und das schnelle Eintreffen von *Zugefallenem* werden so möglich. Kreieren wir diesen zeitlosen Zustand in Wach- und Klarheit, wie zum Beispiel bei der Meditation, sind die Aussichten auf eine bewusste Lebensführung gegeben.

Meditationszustände haben eine positive Auswirkung auf unsere Gesundheit, sie:

34 Katarina und Peter Michel: *Das universelle Heilungsfeld.* Grafing 2016, Meditationen zu den Heilungsfeldern in der Innenwelt, S. 155–168.

35 Im Gegensatz dazu stehen Drogen und Substanzen, die das Bewusstsein zwar verändern, aber nicht im Sinne einer Erhöhung erweitern.

36 Die Lebensgefährtin von Sri Aurobindo

- bewirken eine tiefe physische Entspannung,
- lindern Stress und Angstzustände,
- lösen ein Gefühl des Eingebunden-Seins aus,
- fördern mentale Klarheit,
- steigern die mentalen Fähigkeiten,
- synchronisieren die linke und rechte Hemisphäre des Gehirns,
- aktivieren lebhafte, spontane Bilder und imaginäres, kreatives Denken,
- lindern Schmerz durch die Ausschüttung von Endorphinen,
- fördern telepathische und hellsinnige Fähigkeiten,
- öffnen den Zugang ins Unterbewusstsein,
- sind die beste Voraussetzung für therapeutische oder selbst induzierte transformative Arbeit,
- stimulieren Visionen und Kreativität,
- lassen neue Ideen entstehen und Lösungen für Probleme finden,
- machen glücklich!

Meditation: Reinigung und Heilungsbad

Begib dich an deinen Meditationsplatz und sperre alle Störfaktoren aus. Setze dich bequem hin, halte deine Wirbelsäule möglichst aufrecht. Schließe deine Augen und atme einige Male tief ein und aus.

Richte den Fokus auf deinen Körper und beobachte, wie es dich atmet. Lasse mit jedem Atemzug den Alltag los, werde dir deines Körpers bewusst und gib sein Gewicht an die Unterlage ab. Weite deine Atmung auf eine „ganzkörperliche Atmung“ aus und beginne mit der Ausatmung entlang der Wirbelsäule. Verbinde dich tief mit der Erde, bis tief in deine Wurzeln, ins Zentrum der Erde, zum Herzen der Erde hin. Atme den Kreislauf *Wirbelsäule – Erdenherz – dein Herz* und lasse dich von den Elementen und Mineralien der Erde energetisch nähren und stärken. Wenn der Moment richtig ist, atmest du über deine Wirbelsäule hinauf ein, bis über *deinen Scheitel – dein Höheres Selbst – zur höchsten Quelle allen Seins.* Spüre dich so einige Momente lang in der Auf- und Ausrichtung im energetischen Austausch zwischen Himmel und Erde.

Nimm mit deinem Bewusstsein Platz in deinem physischen Herzen und dehne deinen Herzensraum aus. Gleite nun ins energetische Herzensfeld und lasse deine Herzensenergie in deine Aura fließen. Bitte um den Aufbau eines erhöhten Heilungsfeldes. Verbinde dich mit diesem Feld und verweile einige Momente.

Nun stelle dir vor, dass du mit einem goldenen Sieb deine Aura und deinen Körper von Kopf bis Fuß dreimal langsam durchziehst und von allem, was dich belastet, von allen Anhaftungen und Verknüpfungen, von allen Besetzungen, auf allen Ebenen, zu allen Zeiten reinigst. Du kannst dich so auch von Toxinen, negativen Emotionen und belastenden Gedankenmustern reinigen.

Nach diesem ersten Ritual, das du täglich durchführen kannst, darfst du dich nach Wunsch in ein weiteres Heilungsritual begeben. Dieses führt dich innerlich in die Natur zu deinem persönlichen Heilungsbad. Es kann in einem Wald liegen oder an einem anderen deiner Fantasie entspringenden Lieblingsplatz. Lege deine Kleider ab und begib dich nackt in das heilende warme Wasser. Fühle die wohltuende reinigende und heilende Wirkung bis tief in deinen Körper, bis in die Organe, in deine Zellen und Zwischenzellräume hinein. Genieße die Schwerelosigkeit und bleibe so lange bis sich ein tiefer innerer Frieden breit macht.

Wenn du bereit bist, steigst du aus dem Bad. Dort findest du ein frisches Gewand und neues Schuhwerk. Ganz langsam, in deinem eigenen Rhythmus, darfst du dich nun zurück in dein Leben begeben. Spüre Schritt für Schritt festen Boden unter deinen Füßen. Was siehst du am Wegrand? Wer begegnet dir als Erstes? Wie nimmst du dich wahr? Nimm dir Zeit und spüre, was sich verändert hat. Atme tief ein und aus, spüre dich wieder ganz in deinem Körper, öffne langsam deine Augen und bringe dich vollständig zurück ins Hier und Jetzt.

Eine Zellreinigung nach Daskalos

Ende der 1980er Jahre hatte ich das Privileg, eine Woche in der Stoa (Schule) von *Daskalos* (1912–1995) in Nikosia zu verbringen. Ich erhielt nicht nur tägliche Unterweisungen von Daskalos, sondern auch persönliche Heilung. Es war eine Zeit, wo der zypriotische *Magus von Strovolos* erst einer kleineren Gruppe bekannt war. Daskalos war ein christlich orientierter esoterischer Heiler, Lehrer und Mystiker mit enormen Fähigkeiten.

Hier möchte ich eine Meditation von Daskalos, zur *ätherischen Zellreinigung*, so gut wie ich sie in Erinnerung habe, wiedergeben.

Setze dich so bequem wie möglich hin und schließe deine Augen. Entspanne jeden Muskel deines Körpers, atme tief und widerstandslos ein und aus.

Spüre deine Fußsohlen und wandere sehr langsam von deinen Füßen über deine Unterschenkel, über deine Knie, zu den Oberschenkeln, zu deinem Becken hoch und werde dir deines Körpers und deiner ätherischen Hülle bewusst. Wandere weiter hoch über deinen Bauchraum, zur Brust, deinen Schultern, Armen und Händen. Weiter zu deinem Hals, deinem Kopf, werde dir deines ganzen Körpers und seiner ätherischen Hülle bewusst.

Atme immer mehr mit einer Ganzkörperatmung. Atme durch jede deiner Zellen ein und aus. Atme schneeweißes reines Licht ein und alle Artefakte und Unreinheiten aus – bis dass dein ganzer Körper und alle deine Zellen in schneeweißem reinem Licht erstrahlen. Verweile einige Minuten in dieser Atmung und entlasse restlos alle unrechten Gedanken, Gefühle und Erinnerungen.

Beginne mit deinem Bewusstsein jede Zelle deines Körpers wahrzunehmen. Werde dir jeder Zelle deiner materiellen Existenz bewusst. Flute sie mit reinweißem Licht. Stelle dir vor, dass du vollkommen gesund und heil bist.

Verweile so lange, wie du möchtest.

Die Macht der Gedanken
Was du denkst, bist du.
Was du bist, strahlst du aus.
Was du ausstrahlst, ziehst du an.

Buddha

Unsere ununterbrochenen Gedanken besitzen eine enorme Macht, sie gilt es zu erforschen. Wir alle erleben tagtäglich die Wahrheit des geistigen Gesetzes:

Gedanken folgt Energie
Energie folgt Manifestation!

Sind wir unbeschwert, offen und positiv gestimmt, haben wir einen guten Tag. Die Frau hinter der Kasse schenkt uns ein Lächeln, und der Autofahrer gibt uns den Vortritt. Sind wir hingegen voller Vorurteile und griesgrämig gestimmt, so quittieren es uns auch unsere Begegnungen. Kinder, die noch keine Ängste und andere negativen Belastungen in der Aura tragen, sind wie von unsichtbarer Hand Gefahren gegenüber geschützt.

Bei dem Einfluss der Gedanken macht das energetische Feld keinen Unterschied, ob Gedanken bewusst gedacht sind oder unbewusst sind. Es betrifft nicht nur die Spitze des Eisberges, sondern den ganzen Eisberg unserer mentalen Konstrukte. Sie gilt es, zu erforschen. Der Zugang zu den unbewussten mentalen Inhalten führt wiederum über das Innehalten, Reflektieren und Meditieren. Welche Steine liegen auf unserem Weg? Welche aus der Tiefe der Seele kommenden Lebenswünsche sind unerfüllt? Es lohnt sich, genauer hinzuschauen und auch das Unterbewusstsein nach negativen Glaubensmustern zu durchforsten. Am besten eignet sich dafür eine energetische Therapiesitzung.

Die Innenschau bildet die Grundlage für den erwachenden, sich seiner selbst bewusst werdenden Menschen. Das verleiht dem Leben mehr Führung, einmal befreit kann man von seinem inneren Reichtum profitieren. Alle Potenziale, auch das des inneren Heilers, sind innerlich angelegt. Mit diesem Prozess der Persönlichkeitsentwicklung geht eine zunehmende Selbstbestimmung Hand in Hand.

„Meditation ist unsere erste und beste Quantenmedizin.“[37] Wird der Geist klar und sind die Gedanken ruhiger geworden, kann sich der göttliche oder der schöpferische Wille auf seine individuelle, persönliche Art und Weise ins Leben ausdrücken. Es ist der schöpferische Geist, der sich über das Höhere Selbst bündelt und sich in die Aura, in den physischen Körper, in die Organe und Zellen ergießt und schlussendlich wieder ins Leben ausströmt. Das erzeugt wiederum die entsprechende Resonanz, die ins Umfeld hinein wirkt.

So wie man in den Wald hinein ruft,
so schallt es zurück!

Volksweisheit

37 Scott E. Miners und Deepak Chopra: Deine Gedanken – deine Einstellung – deine Gesundheit. Amerang 2019, S. 32.

Der Ausstieg aus dem Drama – der Weg hin zum Potenzial

Ich habe einen Körper, aber ich bin nicht mein Körper.
Ich habe Gefühle, aber ich bin nicht meine Gefühle.
Ich habe Verlangen, aber ich bin nicht mein Verlangen.
Ich habe Verstand, aber ich bin nicht mein Verstand.
ICH BIN EIN ZENTRUM REINER SELBST-BEWUSSTHEIT.

Roberto Assagioli (1888–1974)

Die Angst des Menschen liegt darin, seine wahre Größe zu erkennen. So klammert er sich lieber an seine Gewohnheiten, an seinen Perfektionismus und wird Sklave seines selbst. Die tägliche Kraft des Willens ist gefragt, um auf dem Weg der Transformation zu bleiben. Nicht körperliche Begierden oder Schmerzen, nicht Gefühlsverirrungen, noch die unaufhörliche Welt der Gedanken sind unsere Realität. Es bedarf kontinuierlichem Bewusstseins-Training, um uns nicht mehr mit diesem und jenem zu identifizieren! Wir sind weder unser Körper, weder unsere Gefühle, noch unsere Gedanken – wir sind mehr als das: *Wir sind ein Zentrum reinen Bewusstseins.*

Es lohnt sich, über die Worte des Psychosynthese-Begründers Roberto Assagioli in einem entspannten, meditativen Zustand zu reflektieren. Sie sagen das Wesentliche aus über die Haltung, die den Ausstieg aus dem täglichen Drama des Lebens ermöglicht. Diese Übung hilft, sich von verselbstständigten Gefühlen und von zwanghaften Gedanken zu „dis-identifizieren“.[38] Auch Hu-

38 Begriff aus der Psychosynthese: Er stellt den Bewusstwerdungsprozess dar. Distanz nehmen und sich aus den Fesseln der Emotionen und Gedanken lösen können.

mor stellt eine Form des Distanznehmens dar. Man hat festgestellt, dass humorvolle Menschen weniger leiden, auch wenn sie Schmerzen haben.

Mit unserer Sprache drücken wir das auf der körperlichen Ebene tatsächlich korrekt aus, indem wir sagen: „Ich habe Kopfschmerzen“ und nicht „Ich bin Kopfschmerz“. Hingegen identifizieren wir uns sprachlich vollkommen mit unseren Gefühlen und haben somit eine engere Identifikation mit ihnen. „Ich bin wütend“, wirkt stärker als: „Ich habe Gefühle der Wut“ oder „Die Situation macht mich wütend“. In einer zwischenmenschlichen Beziehung kann es mit dem Ausspruch: „Du machst mich wütend“ noch fataler werden. Weniger dramatisch könnte es lauten: „Dies oder jenes löst bei mir Gefühle der Wut aus.“ Sind wir mit einer Sache weniger identifiziert, beschenken wir uns mit einem größeren Handlungsspielraum. Besondere Vorsicht ist vor schwächenden unbewussten Gedanken geboten, wie „Ich kann das nicht“, das lässt keinen offenen Handlungsraum. „Ich habe noch keine Erfahrung mit *diesem oder jenem*“ oder „Ich habe es *noch* nicht geschafft“ hingegen öffnen den Raum für neue Möglichkeiten.

Wir alle wissen, dass uns Schmerzen gewaltig „besetzen“ können und uns kaum mehr Raum lassen für andere Ausrichtungen. Chronische Schmerzempfindungen können sich wie Autobahnen ins Nervensystem einprägen, und manchmal reichen selbst Opiate nicht aus, um Schmerzen verschwinden zu lassen. Gleichzeitig habe ich die Erfahrung gemacht, dass während einer therapeutischen Sitzung das Schmerzempfinden meiner Klienten vollständig abwesend sein kann. Das Nervensystem reagiert positiv auf die Frequenzen der Tiefenentspannung oder der Meditation. Die ausgefahrenen „Schmerz-Autobahnen“ können dadurch verlassen werden – und neue Pfade eröffnen sich. Die Energie des Schmerzes ist ein besonders dichtes Feld und hält den Betroffenen fest im Körper gefangen. Ablenkung und Fokussierung auf ein anderes Feld bringen Erleichterung. Im entspannten, meditativen Zustand weitet sich das dichte Schmerzfeld. Das geöffnete Feld umfasst nun mehr als nur den materiellen Körper, mehr als den Schmerz. Die Aussage: „Ich habe Schmerzen, aber ich bin nicht meine Schmerzen" bestätigt sich, denn ich bin weit mehr als meine Schmerzen. Ich kann mir meines erweiterten energetischen Aura-Feldes und meines inneren Kerns, schlussendlich meines Selbst gewahr werden.

Wir haben erfahren, dass uns die Praxis der Meditation auf diesem Weg hilft. Sie entleert unseren Geist und lässt Ruhe einkehren. Das ist die Grundlage für alles Weitere. Konzentration auf die Atmung ist hilfreich bei jedem Einstieg in die Meditation und unterstützt den mäandernden Geist, sich zu zentrieren. Aus dem Yoga kennen wir unzählige Atemübungen, *Pranayama* genannt. Der Atem hat einen engen Bezug zum *Prana*, unserer Lebensenergie. Schmerzen sind durch eine dichte, schwere, enge und angespannte Energie gezeichnet. Atmet man hingegen durch den Schmerz hindurch, werden diese schweren verklebten Energien gelockert und gelichtet. Der Atem lässt wieder vermehrt lichtes Prana zu der betroffenen Stelle fließen.

Also tief durchatmen, einen Schritt zurückgehen und aus dem Schmerz oder den überflutenden Gefühlen aussteigen, in den Beobachter gehen und nochmals tief durchatmen. Sich aus der neu gewonnenen Distanz fragen: Was brauche ich jetzt? Was brauche ich wirklich? Was braucht es in dieser Situation?

Es geht darum, herausfordernde Lebens-Situationen halten zu können und nicht immer sofort reagieren zu müssen. Im Fluss der Prozesse, im Fluss des Lebens zu bleiben und nicht in einen energieraubenden Überlebensmodus wechseln zu müssen. Sich *ein-mitten* können und nicht anhaltend in den Kampf- oder Fluchtmodus fallen zu müssen. Aus der Psychotraumatologie kennen wir drei Kompensationsmodi, neben dem Kampf und der Flucht ist es die Erstarrung. Hier begibt man sich in eine Totenstellung, nichts geht mehr. Als Höhlenbewohner und im Tierreich waren diese Modi angebracht, für den modernen Menschen jedoch sind sie hinderlich und gesundheitsgefährdend, da sie mehr in den psychoimmunologischen Systemen ablaufen, als im Äußeren.

Der Weg in die Gesundheit geht Hand in Hand mit der Persönlichkeitsentwicklung. Krankheit ist nicht schicksalshaft. Wenn wir unseren freien Willen einsetzen und unser Leben sinnvoll gestalten, bereiten wir den Boden für ein erfülltes, gesundes Leben. Heraus aus dem Drama, heraus aus dem Opfer, hinein in die Fülle des sich darbietenden Lebens.

„Die Erforschung und die Arbeit an sich selbst, die zu der Transzendenz der Persönlichkeit führt, kann als höherer Lebenssinn gedeutet werden.“[39] Lebt man seine Talente, so kann man der Welt einen sinnvollen Beitrag schenken. Die Idee des Lebensweges als Weg des stetigen Lernens und des Wachstums implementiert die Entwicklung seiner Anlagen und die Entwicklung seiner persönlichen Potenziale. Auf diesem Weg zu sein, führt, neben liebevollen zwischenmenschlichen Beziehungen, zu wahrem Glück.

39 Regula Zwicky: *Die Signaturen des Lebens*. Grafing 2021, S. 178.

Im biographischen Trauma ist immer auch das Potenzial, welches es zu entwickeln gilt, zu finden. Im persönlichen Geburtshoroskop sind diese Themen als Anlagen und Entwicklungswege zu finden. Für ein Kind, das ohne Liebe und Verständnis aufwächst, wird die Liebe zum höchsten Gut. Ein Kind, das in einem durch Sucht belasteten Elternhaus zum emotionalen Mitabhängigen wird, wählt bestenfalls den Weg in die Befreiung und in die Selbstbestimmung. Ein sehr schüchterner Mensch kann sich zur Führungsperson oder zum brillanten Redner entwickeln.

Der Weg des Lernens und des Wachstums ist nie zu Ende, denn auch die Hingabe an den letzten Lebensabschnitt birgt noch Schlüsselerlebnisse. Auch der Übergang in die geistige Welt stellt eine weitere Einweihung in die Mysterien des Lebens und des Sterbens dar.

Energetisches Heilen

Beim energetischen Heilen machen Therapeuten und Heiler sich die höheren Energiefelder für die Heilung zunutze. Das persönliche Energiefeld, die Aura und schlussendlich die Zelle, speichert unverarbeitete Belastungen und Traumata. Wir haben gelernt, dass diese bei Nichtverarbeitung Krankheiten auslösen können. Zuerst gilt es, den Körper und die Aura zu reinigen und von belastenden Energien zu klären. Dann kann im Idealfall Heilung stattfinden. Die Wiederherstellung der Gesundheit ist jedoch immer auch als ein Akt der Gnade und des Segens zu betrachten.

In meiner Praxis arbeite ich auf der Grundlage der Psychosynthese[40], ohne direkte körperliche Berührung, im energetischen Bereich. Wir starten die Sitzungen mit einem ausführlichen Gespräch. Kann der Klient über seine Beschwerden und Sorgen reden, dann gibt er sie frei. Ein erstes Loslassen beginnt. So tasten wir uns gemeinsam an die ursächliche Situation heran. Bei körperlichen Krankheiten geht es hier weniger um das Fokussieren auf Symptome und Diagnosen, sondern mehr um das Erfassen des zugrundeliegenden seelisch-geistigen Zustandes. Welche Situation hat welche Gefühle und Gedanken ausgelöst? Welche Energie liegt unter den Beschwerden? Welchen Platz nimmt die Krankheit im systemischen Bezug zur Familie, zum Umfeld ein? Hat der Klient schon ähnliche Situationen erlebt? Kennt er sie aus der Kindheit?

Meine reflektierenden und zusammenfassenden Fragen und Rückmeldungen bringen eine erste Ordnung und Bündelung ins Feld. Wir fokussieren anschließend mit einer positiv formulierten, zielführenden Frage: Wie komme ich in meine Freiheit? Wie kann ich besser auf meine Bedürfnisse achten? Was brauche ich, um gesund zu werden? Mit meiner Intuition spüre ich hinter oder unter die erzählten Worte und nehme oft schon wegweisende *Hotspots* wahr.

Das Hinaustreten aus dem Alltagsbewusstsein und die meditative Einstimmung in ein neutrales Feld der Nicht-Identifikation oder der „Dis-Identifikation" bilden den Boden im weiteren Verlauf der energetischen Sitzung. Das energetische Feld wird durch die meditative Wendung nach innen weiter, so kann der Klient gleichzeitig zu seinen Verletzungen auch die Position des Beobachters einnehmen. Dem Klienten steht somit ein neutrales,

40 Ebd., Die Psychosynthese des Roberto Assagioli, S. 94.

nicht wertendes, offenes Energiefeld zur Verfügung. Das so entstandene Feld bildet ein fruchtbares Milieu für die transformative Arbeit.

Nach der Verbindung zwischen Himmel und Erde nehmen wir im energetischen Herzensraum Platz und gleiten von dort in einen erweiterten Bewusstseinszustand. Das lineare Denken macht einem weiten Wahrnehmungsfeld Platz. Durch das Feld zwischen Heiler und Klient findet eine zusätzliche Energieverstärkung statt.

Das Feld des Unterbewusstseins, aber auch des Überbewusstseins eröffnet sich – und seine Inhalte werden zugänglich. Mithilfe des inneren Beobachters ergründen wir die tieferen Ursachen der Beschwerden. Es sind ausschließlich Traumata, welche die psychoenergetischen Muster entstehen ließen und die sich später in eventuelle körperliche Krankheiten manifestiert haben. Alte *Überlebens-Muster*, diese kompensatorischen, nicht mehr förderlichen Verhaltensmuster, gilt es, Schicht für Schicht zu erkennen, umzuwandeln und aufzulösen. Oft zeigt sich unterliegend das bedürftige *innere Kind*. Später können noch tieferliegende Ursachen aus alten Leben folgen.

Nach der Ursachenklärung setze ich Heilungsimpulse ins Feld meiner Klienten. Ich nehme gerne meine Sprache hinzu, denn auch Worte besitzen Schwingung. Zudem bekommt der Verstand ebenfalls Erklärungen, die er besser einordnen kann. Wenn es um körperliche Heilungsarbeit geht, helfen anatomische und physiologische Kenntnisse, so kann man zusätzlich visualisieren und mental initiieren.[41]

41 Diese Kenntnisse sind nicht unbedingt notwendig für einen Heiler, denn *die Energien* wissen um die Wiederherstellung von Gesundheit.

Bei der mehr psychologisch orientierten „Arbeit" geht es darum, den verletzten Teilpersönlichkeiten[42] Qualitäten wie Aufmerksamkeit, Vertrauen und Liebe zufließen zu lassen. Somit können sich abgetrennte Anteile der Persönlichkeit und verloren gegangene Seelenanteile wieder integrieren. Die Folge ist ein energetischer Zuwachs. Potenziale können immer mehr erkannt und mit der Zeit umgesetzt und ins Leben integriert werden.

Die hochsensible intuitive energetische Arbeit, bei dem der Fokus völlig auf den Klienten gerichtet ist, kann nur von Mensch zu Mensch stattfinden und niemals durch eine Maschine ersetzt werden. Es ist das *besondere Etwas,* das zum Klienten fließt und eine Basis von tiefem Vertrauen schafft.

Schlussendlich geht es aber immer um die nachhaltige Veränderung des unterliegenden, krankheitsverursachenden Energiefeldes, das bis tief in die Zellen wirkt. Es ist das Überbewusstsein – oder das Höhere Selbst, das auf eine individuelle, kreative Weise den Heilungsweg eröffnet und führt. Hier liegen die Zugänge zur Seele und zu den Helfern aus der geistigen Welt. Hier eröffnet sich der Zugang zu der Blaupause der Zellen und der DNA, zu dem Plan der geordneten physiologischen Abläufe, zu der Wiederherstellung von Gesundheit.

Ziel der therapeutischen Sitzungen ist das Erkennen und Benennen der ursächlichen Ereignisse, schlussendlich die Impulssetzung zur Gesundung. Die Integration verloren gegangener oder abgetrennter Seelenanteile geht Hand in Hand mit dem Heilungs-

42 Zum Beispiel: Das innere Kind, der Kritiker, die Mutter, die Kreative, der Rebell oder der Perfektionist stellen Archetypen oder Teilpersönlichkeiten dar.

prozess. Wenn sich der körperlich-seelisch-geistige Zustand des Klienten verfestigt, ist eine enorme Zunahme der Lebensenergie die wundervolle Antwort des Körpers. Schlussendlich erfreut sich der Betroffene über eine höhere Lebensqualität. Diesen *Ganzwerdungsprozess* zu fördern und zu begleiten, ist eine dankbare Aufgabe. Die Transformation der Persönlichkeit und somit die Erlangung von Gesundheit hingegen ist immer auch ein Akt der Gnade.

Es ist die Liebe, die heilt

Die Liebe ist es, die die Welt,
im Innersten zusammenhält.

Faust I, J. W. v. Goethe (1749–1832)

Die Bewusstseins-Arbeit legt den Teppich für ein ausgewogenes, gesundes Dasein. Es ist aber die Herzensenergie, die Qualität der Liebe und der Hingabe, die das Ganze abrundet. Es ist die Herzensenergie, die Liebe, die schlussendlich heilt. Die Ströme des Herzens sind es, welche die in das Quantenfeld fließende Energie mit der Qualität der Liebe anreichern.

Diverse Studien belegen, dass Patienten mit einer lebensbedrohenden Krankheit, wie zum Beispiel einem Herzinfarkt, eine weit größere Überlebenschance besitzen, wenn sie von ihren Partnern geliebt werden.[43] Das physische Herz sendet ein fünftausendmal stärkeres elektromagnetisches Signal aus als unser Gehirn. Die Herzenergie wirkt sich positiv auf die Aura des Klienten und auf sein Quantenfeld aus. Wir spüren diese Energie durch ein tiefes *Berührt-sein* und in Form von positiven Emotionen wie Freude und Liebe.

43 Scott E. Miners, Deepak Chopra: *Deine Gedanken – deine Einstellung – deine Gesundheit.* Amerang 2019, S. 25.

Affirmationen sind kraftlos ohne ein geöffnetes Herz. Affirmationen und Visualisierungen zur Wiederherstellung von Gesundheit, zur Reparatur von Läsionen auf der Organ- oder Zellebene, sind weitaus wirksamer, wenn die wohltuende, heilende Energie gefühlt werden kann.

Spinnen wir diese Tatsachen weiter und wagen festzustellen, dass Menschen, die ein liebevolles Dasein pflegen und dazu ihre Arbeit lieben, gesünder leben. Wenn man sein Leben liebt und seine Potenziale lebt, hat man zudem den Sinn des Lebens erfüllt. Die Lebensfreude gehört bei der Traditionellen Chinesischen Medizin zum Herzen. Das physische Herz schwingt über das Herz-Chakra kraftvoll in den energetischen Raum und zurück in den Körper bis tief in die Zellen und die Zwischenzellräume.

Stoffwechselvorgänge werden so auf eine positive Art und Weise angeregt. Das Feld des Herz-Chakras geht weit über den physischen Körper hinaus. Die positive Ausstrahlung des Herzens nimmt man als ein angenehm warmes energetisches Feld wahr.

Die heilende Wirkung der bedingungslosen Liebe, wie sie uns unsere Haustiere entgegenbringen, wird immer mehr anerkannt. Hunde und Katzen sind willkommene Mitbewohner in vielen Altersheimen geworden. Bei Katzen weiß man um ihre transformierenden Kräfte auf Störungsfelder, legen sie sich doch genau auf geopathische Verwerfungen oder auf blockierte Körperstellen. Meine Hündin Lenka pflegte die Angewohnheit, sich in meinen Seminaren zu Füßen der Teilnehmenden zu legen, die ihre liebevolle Energie am meisten brauchten.

Verstehen wir die Botschaft der christlichen Nächstenliebe und reichern sie mit dem Weg der Bewusstwerdung der buddhistischen Philosophie an, können wir Höchstes erreichen.

Das Feld aller Möglichkeiten

Ursache und Heilung liegen im feinstofflichen Feld.

Genau in diesem subatomaren Bereich nehmen körperliche und seelische Beschwerden sowie schlussendlich manifeste Krankheiten ihren Lauf. Auf der feinstofflichen Ebene prägt unsere Geisteshaltung mit ihren bewussten und unbewussten Gedanken unser Leben. Dasselbe gilt für die prägende Umgebungsenergie. Überzeugungen werden schlussendlich zu unserem Schicksal.[44] Der Samen für Beschwerden und Krankheiten wird im energetischen Feld gelegt. Diese durch negative Gedanken hervorgerufenen Energiefelder sind durchaus tiefer schwingend als die heilenden Energien eines erhöhten Bewusstseins oder eines therapeutischen Heilfeldes. Diese Felder sind lichtvoller und führen im Sinne von „wo Licht ist, kann kein Schatten mehr sein“, zur Heilung.

Sind die ursächlichen Blockaden auf der Seelenebene geklärt und gereinigt, eröffnen sich neue Lebensmöglichkeiten. Die subatomare Ebene der Seele liegt jenseits der Materie. Während der meditativen Versenkung können wir die Qualität dieses Feldes erspüren. Es ist der Moment, wo die Gedanken zur absoluten Ruhe kommen und man dennoch hellwach ist. Ein Feld der Stille und der scheinbaren Leere, aber nur scheinbar, denn paradoxerweise offenbart sich hier ein Feld der Fülle. Ein Feld der universellen

44 Regula Zwicky: *Die Signaturen des Lebens.* Grafing 2021, S. 43–46.

Verbundenheit. Man kann es auch das Quantenfeld der vielen Möglichkeiten nennen. Ein Feld, in dem man zum Schöpfer seiner Herzenserfüllung werden kann. An diesem Punkt des leeren Feldes kann die Saat des Lebens neu gesät werden.

Ist die Lebensenergie im Fluss, so wird auch der Alltag leichter. Im persönlichen Bereich können schlummernde kreative Fähigkeiten umgesetzt werden. Berufliche und persönliche Türen öffnen sich. Aus Mangel entsteht Fülle. Aus Angst erwächst Vertrauen. Aus Intoleranz entsteht Offenheit. Aus Existenzängsten entsteht Großzügigkeit. Aus Verletztheit fließt nun Liebe ins Leben. In diesem Moment der „Aufgeräumtheit" kann das Leben durch einen hindurchfließen, und es wird zu einem hingebungsvollen, mystischen Dasein.

Während des Heilungsprozesses entsteht eine veränderte Selbstwahrnehmung und ein neues Verständnis für sich selbst. Aus der empathischen Haltung sich selbst gegenüber erwächst eine tiefe Selbstliebe. Diese Tatsache erhöht die Qualität der zwischenmenschlichen Beziehungen. Da man nicht mehr von seinen persönlichen Kontrollmechanismen oder dem eigenen Opferdasein eingenommen (besetzt) ist, erlangt man die Fähigkeit und die Freiheit, Menschen anders wahrzunehmen und in tieferen Schichten zu begegnen. Es ist der Zugang zu einer reiferen Liebe, die weder kontrollierend noch abhängig, sondern frei sein will. Einmal von energieraubenden Besetzungen erlöst, genießt man diese Freiheit und die neu gewonnene Lebensqualität. Der beste Boden für eine nachhaltige körperliche Gesundheit ist gelegt.

Herkömmliche Messgeräte können diese Effekte leider nicht wissenschaftlich belegen, darum spricht man von Erfahrungsmedizin. Zu wünschen bleibt ein Erwachen jedes Einzelnen. Die Gesundheit liegt in unserer Hand. Die Wiedererlangung der Selbstermächtigung über den eigenen Körper ist das Ziel. Das schulmedizinische Wissen um die physiologischen Vorgänge bildet die zur Heilung unterstützende wichtige Grundlage. Ohne die feinstofflichen Ebenen einzubeziehen, kann dieses Wissen aber niemals als vollständig betrachtet werden.

Die Heilung einer Krankheit liegt im Feinstofflichen, so wie ihre Ursachen!

Fallbeispiel: Heilung durch Bewusstsein

Das Bewusstsein, welches eine Seele einmal erreicht hat, geht nie verloren, auch nicht nach dem Tod.

XIV. Dalai Lama

Margareta[45] feiert dieses Jahr ihren fünfzigsten Geburtstag. Seit vielen Jahren begleite ich sie in meiner Praxis mit energetischer Psychotherapie. Ihre Jugend ist durch den frühen Verlust ihrer an Brustkrebs verstorbenen Mutter überschattet.

Vor fünf Jahren wurde auch bei Margareta Krebs in der rechten Brust diagnostiziert. Sie hat das ganze Programm von der Operation bis zur Chemotherapie und Bestrahlung durchlaufen. Während der ganzen Zeit ließ sie sich parallel zur Schulmedizin auch alternativ mit biologischer Medizin wie Hyperthermie und Misteltherapie begleiten und nahm auch hochdosierte Vitalstoffe ein. Während unserer Sitzungen verarbeitet sie das komplexe Thema der zu starken Abhängigkeit von ihrem Vater sowie den

45 Der Name wurde geändert.

Verlust der mütterlichen Fürsorge und Liebe. Sie lernt, sich mit Selbst-Liebe und Selbst-Heilung zu versorgen. Nach vier Jahren gilt Margareta medizinisch als geheilt. Mit guter Ernährung und Meditation hat Margareta gelernt, sich selber in ihrer inneren Mitte zu halten.

Margareta konsultiert mich jedoch erneut. Starke, chronisch gewordene Rückenschmerzen belasten sie. Man vermutet nervliche und muskuläre Spätfolgen durch die Bestrahlungstherapie. Eine weitere intensive Prüfung steht an und bringt meine Klientin nicht nur körperlich an ihre Grenzen, sondern auch an den Rand der Arbeitslosigkeit. Margareta will auf keinen Fall in eine medikamentöse Abhängigkeit gelangen.

Während unserer gemeinsamen Sitzungen löst sich Margareta von diversen unterschwelligen Angstfeldern. Belastende Ängste, hervorgerufen durch den auf den „Worst Case" gerichteten Fokus der schulmedizinischen Behandlungen. Sie wird sich bewusst, dass sie von diesen Angstfeldern getrieben zu viele alternative Therapien zu verbissen angegangen ist. Angst belastet ihr energetisches Feld auch weiterhin. Sie konnte deshalb den kompletten Ausstieg aus der Krankheit noch nicht vollziehen. Schulmedizinisch wird sie immer mehr in die Ecke der Psychosomatik gedrängt.

Ich sehe die erneute Aufgabe unserer Sitzungen darin, meine Klientin ins absolute Vertrauen und in eine Selbstgeborgenheit durch Selbstliebe zu führen. Bei einer gemeinsamen Sitzung brechen die inneren Dämme, die angestauten Emotionen finden ihren freien Lauf. Margaretas Nerven zeigen sich bei der Visualisierung noch im Schockzustand durch die Bestrahlung. Ihre „verbrannten" Zellen sind vollkommen entkräftet.

Nach der Befreiung und Flutung mit geistiger Heilungsenergie rege ich auf der Zell- und Nervenebene ein neutrales Null-Feld, ein Feld der Leere, an. Die vollständige Abwesenheit von Schock, Schmerz und Drama. Es gilt, die Meinung, dass Strahlenschäden nach einer Bestrahlung irreparabel sind, zu verabschieden, den Mental-Körper zu leeren und das Bewusstsein vollkommen zu öffnen. Der unruhige (Energie-) Fluss verliert sich und geht ein in die Weite des ruhigen Ozeans. Die Energie wird in diesem heiligen Moment sehr still. Es ist wichtig, nicht mehr zu reden, erst recht nicht mehr Krankheit induzierende Worte zu gebrauchen. Die Zellen können sich nun an ihre natürliche Urenergie erinnern und schwingen wieder in der absoluten Einheit mit der Schöpfung.

Margareta spürt, wie „es arbeitet“ im Hals-Schulter-Bereich bis zu den Fingerspitzen, entlang der Lymphen, der Nervenbahnen und der Meridiane. Nach dem Setzen dieser Impulse leisten die Selbstheilungskräfte und die Kräfte aus der geistigen Welt die restliche Heilarbeit. Im Nachhall, in der Ruhe, geschieht Heilung. Die Schmerzen bleiben einige Tage aus. Nach dem langen Leidensweg vertraut Margareta ihren Selbstheilungskräften. Damit steigert sich auch ihr Selbstvertrauen und das Vertrauen ins Leben. Das fast zur Sucht gewordene Drama macht immer öfter einer inneren Erfüllung und Freude Platz.

Sie verspürt Lust, ihr Leben wieder in die eigenen Hände zu nehmen. Margareta nimmt sich viel Zeit für sich. Berufliche Verwirklichung und Unabhängigkeit waren schon immer klare, aber vergessen gegangene Ziele meiner Klientin. Sie erinnert sich wieder an ihre wahren Lebens-Ziele und öffnet sich für ihre seelisch-geistigen Potenziale. Dazu gehört auch das Reisen, Menschen zu treffen, zu leben.

Da sich meine Klientin mit Buddhismus beschäftigt, ist es für mich naheliegend, das Ganze für ihr Bewusstsein mit den nachfolgenden Ausführungen des Dalai Lama[46] aufzuschlüsseln. Im Buddhismus haben Schmerzen immer Ursache und Wirkung, diese gilt es zu reflektieren und sie durch eine spirituelle Praxis wie die der Reflexion und Meditation zu verändern.

Leiden ist mehr von der mentalen Verfassung als von der sensorischen Wahrnehmung abhängig.

So gilt es, das Wissen um die Ursachen und Wirkungen zu erweitern und ein höheres Bewusstsein zu erlangen.

Wenn wir etwas verringern möchten, wie beispielsweise Schmerz und Leid, gilt es, den Ursachen von Schmerz und Leid auf den Grund zu gehen und die entgegengesetzten Tugenden zu entwickeln.

„Liebe verringert Hass und Eifersucht, Vertrauen lässt Angst verschwinden."[47] Die Wurzel allen Übels sieht der Buddhismus in der Unwissenheit. Leiden wird nicht durch die Gnade des Schicksals erlöst, sondern ganz allein durch die Erlangung einer höheren Weisheit. Es gilt, die höheren Tugenden wie Mitgefühl und Liebe in unser System zu integrieren. Das Ziel ist es, sich von den das Leiden verursachenden Dingen und somit vom Leiden selbst zu befreien.

46 Dalai Lama: *Stages of Meditation*, Vortrag am MIT, Massachusetts Institute of Technology, 2013.

47 Regula Zwicky: *Die Signaturen des Lebens.* Grafing 2021, S.140.

Um den ultimativen Zustand der Leere[48] zu erreichen, gilt es, darüber zu reflektieren, dass alles abhängig Erscheinende unabhängig, „leer“ werden kann.

Alles Abhängige kommt ursprünglich aus der Leere. In der Leere ist alles Leiden erlöst.

Die Leere wird den Menschen vom Leiden erlösen und ihn mit der universellen Verbundenheit erfüllen. Die Leere ist nicht leer, sondern erfüllt, aber frei von jeglichen Denk-Konzepten. Frei von jeglichen philosophischen Ideen, frei von Drama und mentalen Konstrukten. Diese Leere entspricht dem in der Quantenphysik entdeckten Feld aller Möglichkeiten.

Jedes Organ hat sein eigenes Bewusstsein

Aus intelligenten Zellen entstehen im menschlichen Körper Zellgemeinschaften, die sich weiter zu Gewebe und Organen spezialisieren. Die Nervenzellen übernehmen die Funktion der Reizleitung. Der Stoffwechsel wird durch die hormonellen Botenstoffe in Schuss gehalten. Das Gehirn steuert den gesamten Organismus. Das Herz belebt das Ganze. Die Physiologie eines Menschen ist ein ausgeklügelter, wundervoll funktionierender Gesamt-Organismus. Alle Organe tragen mit ihren Funktionen dazu bei, auf dem Planeten Erde leben zu können.

48 Die Lehre des Nichts oder der Leere steht im Pali-Kanon im Zusammenhang mit der Selbst-Losigkeit. Später, im Mahayana-Buddhismus, bedeutet die Leere (*Shunyata)* die universelle Verbundenheit und somit die Erlösung allen Leidens. Ein Zustand jenseits des Dualismus. *Nirvana* und *Samsara* stellen in dieser Sicht noch dualistische Zustände dar.

Der Körper mit seinen Organen kann mit einem Orchester verglichen werden. Jedes Instrument erzeugt einen eigenen Klang, im Zusammenspiel ergibt es eine wundervolle Musik. So besitzt jedes Organ eine individuelle Aufgabe; in der Gesamtfunktion ergeben sie einen wundervollen Organismus. Die Organe sind in der Lehre der Traditionellen Chinesischen Medizin ganzheitlich erfasst und werden über die Funktionskreise in Bezug zueinander gestellt.

Analog der energetischen Körper des Menschen ist jedes Organ auf mehreren feinstofflichen Ebenen vorhanden. Die Grundlage bildet das physische Organ und seine Zellen, es wird belebt und gesteuert durch das energetische oder ätherische Organ. Das energetische Organfeld und das physische Organ sind beeinflussbar durch unsere Gefühle und Gedanken. Hier liegen Ursache und Wirkung.

In den höheren Körpern existiert eine feinstoffliche Ebene, wo sich die nicht krank werden könnende Blaupause der Organe befindet. Man kann sich die Blaupause als die Anlage oder als die Vorlage jedes einzelnen Organes vorstellen. Diese ursprüngliche Ebene befindet sich jenseits des physischen und energetischen Körpers, jenseits des Emotional- und Mentalkörpers. Zur Wiederherstellung der perfekten Funktion und der Form eines Organes gilt es, auf diese Ebene zurückzugreifen. Man stelle sich die Wiederherstellung oder den Download eines Computerprogrammes vor. Es gibt Heilmethoden, die das Nachwachsen von Zähnen und Organen induzieren können, das geschieht durch die Stimulation auf der Blaupause.

Mein erster Beruf in der Radiologie hilft mir bei der Lokalisierung von Störungsherden und für die Visualisierung eines perfekt wiederhergestellten Organes. Es ist für mich jedes Mal ein Akt der Gnade, wenn auf diese Art und Weise Heilung geschehen darf. Um Heiler zu sein, bedarf es jedoch weder anatomischer noch physiologischer Kenntnisse. Auf der feinstofflichen Ebene gibt es unzählige Helfer und Wesenheiten, die den Heiler, der sich in den Dienst des Hilfesuchenden und der höheren Heilungsenergien stellt, auf wunderbare Art und Weise unterstützen. Das Eingestimmt-Sein ist das A und O für eine Heilungssitzung und das Ganze ist immer ein Akt der Gnade und des richtigen Zeitpunktes.

Das Interessante ist, dass man genau wie mit einer *Teil-Persönlichkeit*, dem *inneren Kind* oder dem *inneren Kritiker* mit einem Organ kommunizieren kann. Das betroffene Organ teilt einem haargenau mit, durch welche Emotionen, Gedanken oder durch welche Umstände es belastet ist. Auch hier ist die entscheidende Frage: Was brauchst du von mir? Antworten wie Ruhe, Vertrauen, Liebe oder der Wunsch, wahrgenommen zu werden, zeigen den Weg der Heilung auf. Diese innere Kommunikation kann während einer therapeutischen Sitzung, für den Geübten aber auch in einer selbstständig durchgeführten Meditation stattfinden.

Muss ein Organ operativ entfernt werden, ist es ratsam, sich selbst, aber auch das Organ mit einer energetischen Sitzung darauf vorzubereiten. Dabei gilt es, nochmals zu spüren, ob man bereit ist, das Organ wirklich loszulassen und zu verabschieden. Ich hatte letzthin eine Frau in der Praxis, die plötzlich eine große Trauer verspürte, weil sie sich, ohne innerlich bereit zu sein, von ihrer Augenlinse trennte. Wir konnten mit dem Auge innerlich Kontakt aufnehmen und die Verabschiedung energetisch nachholen. Für die Operation der zweiten Augenlinse ließ sich meine Klientin viel Zeit. Mit der achtsamen Vorbereitung verlief die zweite Operation ohne Komplikationen und unerwünschte Nachwirkungen.

Bei der energetischen Operationsvorbereitung geht es darum, nochmals die der Krankheit zugrunde liegende Ursache zu erkennen und zu verstehen. Wichtig erscheint, das Leben oder seine Lebenshaltung zu ändern und somit die „Sprache" des Organes zu verstehen und sich bewusst zu werden, welche Wachstumsschritte dazu notwendig sind. Es ist von Bedeutung, die geleistete „Arbeit" des Organes zu würdigen. Wenn man dazu bereit ist, darf das Organ liebevoll verabschiedet werden. Auch nach einer Gebärmutterentfernung verliert eine Frau niemals das feinstoffliche Organ und somit niemals die unterliegenden Qualitäten dieses Organes. Das ätherische Organ und die Blaupause (Anlage) bleiben auch nach der Entfernung des physischen Organes im Körper bestehen.

In einer Sitzung vor der Organentfernung beziehe ich immer den bevorstehenden Ablauf der Operation mit ein. Den beteiligten Chirurgen, Anästhesisten und Assistenten lassen wir Wohlwollen und unterstützende Herzenergie und Dankbarkeit zukommen. Antizipiertes Bitten um postoperative Heilungsenergie unterstützt den Heilungsverlauf. Ich bin überzeugt, dass eine bewusste Einwilligung und die Akzeptanz für den Eingriff spätere Komplikationen verhindert und den Heilungsverlauf perfekt unterstützt.

Dasselbe Prinzip gilt für die Vorbereitung der Mutter und des Kindes auf die Geburt. Interessant war eine Sitzung zur Geburtsvorbereitung, in der das Unterbewusstsein schon genau wusste, wie der Verlauf der Geburt sein würde. Nachdem wir die werdende Mutter und das Ungeborene liebevoll mit einer inneren Reise durch die Geburt begleiteten, ging plötzlich nichts mehr. Wir mussten die Sitzung abbrechen, bevor das Kind zur Welt kommen konnte. Es stellte sich im Nachhinein heraus, dass es tatsächlich zu einer Kaiserschnitt-Geburt kommen sollte.

Die Tatsache, dass es eine zeitlose Ebene im Unterbewusstsein – auf der Zellebene – gibt, wo alles veranlagt und das *natürliche Gesunde* gespeichert ist, eröffnet enorme Möglichkeiten. Die Zellebene mit einem erweiterten Geisteszustand zu erreichen und zu erforschen ist Inhalt der letzten Kapitel dieses Buches. Es ist *Die Mutter* [49], die mit ihren unablässigen Bemühungen der Menschheit ganz neue Wege und Möglichkeiten eröffnete.

Meditation: Ein Lächeln für die Organe

Es ist empfehlenswert, diese Meditation im Liegen durchzuführen.[50]

Schließe deine Augen und entspanne dich. Entspanne deine Stirn, dein Gesicht und deine Kopfhaut, schenke dir ein Lächeln. Lächle deiner Kehle und deinem Hals zu.

Spüre deinen ganzen Körper, deine Haut, deine Muskeln und Sehnen, gehe tief bis zu deinen Knochen und zum Knochenmark, schenke ihnen ein Lächeln.

Gehe zu deinem Herzen und schenke ihm dein Lächeln.

49 Die Mutter (Mirra Alfassa) war die spirituelle Partnerin von Sri Aurobindo und Begründerin von Auroville.

50 Tipp: Du kannst diese Meditation selber sprechen und dir aufzeichnen.

Lasse innere Anspannung und Unruhe wegfließen, schenke deinem Herzen Freude – lasse diese in den ganzen Blutkreislauf bis in die feinsten Kapillare fließen. Lasse die Freude deines Herzens bis in die Lungen fließen, schenke deinen Atemwegen, deinen Bronchien und deiner Lunge ein Lächeln, tue dies bis in die kleinsten Lungenbläschen. Lasse Bedrücktheit und Traurigkeit los. Spüre Inspiration, spüre deine kreative Lebenskraft und die Kraft des Austausches und der Kommunikation.

Schenke deiner Leber unter dem rechten Rippenbogen ein Lächeln, lasse Wut und Trotz los. Spüre deine Lebendigkeit und deine Schaffenskraft, spüre die Ausdehnung der Freude in deiner Leber und sende diese zu deiner Gallenblase und den Gallenwegen.

Gehe zu deiner Milz, auf der linken Flanke, und lasse deine Sorgen los. Vertraue, dass sich alle Probleme in deinem Leben lösen werden. Vertraue der göttlichen Führung und der universellen Intelligenz. Schenke deiner Milz und der anliegenden Bauchspeicheldrüse ein Lächeln.

Gehe nun hoch zu deinem Verdauungs-Trakt, der von deinem Mundraum zu deiner Speiseröhre, zu deinem Magen führt, schenke ihnen ein Lächeln. Reise weiter zu deinem Dünndarm, dem Organ des Unterscheidens dessen, was er aufnehmen und was er loslassen will. Gehe weiter zu deinem Dickdarm, dem Organ des vollkommenen Loslassens, schenke dem ganzen Magen-Darmtrakt ein Lächeln.

Gehe nun zu deinen Nieren auf der Rückseite des Körpers, reise über die Harnleiter zu der Blase, scheide Angst und Unsicherheit aus. Spüre, wie Wärme deine Nieren durchblutet. Fühle dich sicher und geborgen, schenke dem ganzen Harntrakt ein Lächeln. Gehe zu deinen inneren und äußeren Geschlechtsorganen, schenke ihnen ein Lächeln, schenke dem Lebengebenden in dir – ein Lächeln.

Umhülle deinen ganzen Körper mit Dankbarkeit und lasse überall goldene Energie hinfließen. Atme goldenes Licht ein und aus. Atme goldenes Licht direkt durch alle Zellen ein und aus. Stelle dir vor, dass du in goldenem Licht erstrahlst. Von innen her, durch alle Zellen, durch alle Organe strahlt goldenes Licht. Dieses Licht erhellt und schützt dich zugleich.

Die Energiebahnen des menschlichen Körpers

Ein Gespräch mit Barbara Bärlocher und Peter Michel

Peter Michel: Wenn es bei deiner Therapie um die Freisetzung von gebundener körperlicher Energie geht, dann reden wir von so einer engen Verknüpfung, dass man sagen kann: Über die körperliche Veränderung wird ein Bewusstwerdungsprozess angestoßen. Werden dadurch auch seelische Reifungsprozesse angeregt? Kann die seelische Problematik, die möglicherweise verursachend war, auf diesem Wege angesprochen und vielleicht sogar aufgelöst werden?

Barbara Bärlocher: Ich bin unbedingt dieser Meinung, ja! Die Dreiheit Körper-Seele-Geist umfasst alles. Der Körper macht Probleme sichtbar, die auf einer tieferen Ebene liegen, Probleme, die auf der seelischen oder mentalen Ebene zu finden sind. Ein körperliches Symptom ist für viele Menschen oft deutlicher spürbar, es ist gesellschaftlich anerkannter und kann vordergründig besser eingeordnet werden als ein emotionales Problem.

Deshalb bietet sich der Körper als gute Einstiegsebene an. Ich nehme das Symptom zur Kenntnis, es ist mir ein Wegweiser für die nächste tiefere Schicht. Als ganz wichtig erachte ich es, innerhalb des Körpers nicht auf separaten Ebenen, sondern systemisch, das bedeutet ganzheitlich zu arbeiten. Die verschiedenen Ebenen und Abhängigkeiten gilt es zu verknüpfen. Während der Anamnese und bei der ersten Untersuchung des Patienten schärfe ich meine Wahrnehmung und betrachte den ganzen Menschen. Damit beginnt der Prozess des Wahrnehmens, dieser entwickelt sich in den folgenden Sitzungen immer weiter.

PM: Wenn du das Wort Wegweiser benutzt, klingt das, als wenn der Körper wieder auf den Ursprung der Beschwerden zurückverweist? Es ist nicht das Geistig-Seelische, das etwas vermittelt, sondern primär der Körper?

BB: Jede Ebene vermittelt uns etwas und kommuniziert mit uns. Es ist sehr individuell, zu welcher Ebene man den Zugang findet. Es gibt keine Einbahnstraßen, alle Wege können in alle Richtungen führen. Die Entstehung der Problematik ist auch meiner Meinung nach im Wesenskern zu finden, auf der seelisch-geistigen Ebene, aber der Körper bietet sich als Zugang dahin an. Selbst wenn ein Unfall oder andere Beschwerden vorliegen, war das schon in den Zellen angelegt. Ebenso gehe ich davon aus, dass in den Zellen das Potenzial und das Wissen zur Heilung verankert sind. Darum ist es so wichtig, dass wir über das Bewusstsein wieder an diesen Ursprung gelangen. Einmal da angekommen, werden die körperlichen, seelischen und mentalen Kräfte für den Patienten erfahrbar. Das stärkt sein Vertrauen in die Selbstheilungskräfte seines Körpers und somit das Vertrauen in sich selbst. Es eröffnen sich ihm eigene Möglichkeiten zur Veränderung.

Genau für diese Umsetzung brauchen wir unseren Körper. Er ist ein wichtiger Teil unserer Identität, er lässt uns mit unseren Mitmenschen in Kontakt treten, er lässt uns von etwas Altem weg, hin zu etwas Neuem bewegen. Das ist Entwicklung. Auch hier spiegelt sich die Dreiheit Körper-Seele-Geist wider.

Glaubenssätze auf der mentalen Ebene und die innere Haltung beeinflussen die Qualität der Strukturen im Körper, dies in Form von Haltungs- und Bewegungsmustern. Es ist wichtig, dass Denkinhalte und Ideen über die Sprache, die Schrift oder non verbal über die Körperhaltung und Bewegung in eine motorische Handlung gebracht werden können. Alles, was keinen Ausdruck findet, bleibt in der Tiefe des Körpers stecken und stört von dort her. Das Bewusstsein ist das Bindeglied zwischen diesen Schichten.

Die wahren Krankheitsursachen schlummern im Unterbewusstsein. Nehmen wir als Beispiel Rückenschmerzen. Der Körper als oberflächlichste Schicht signalisiert mit den Schmerzen, dass etwas im Leben des Betreffenden aus dem Gleichgewicht geraten ist. Jetzt beginnt die komplexe Suche nach der Ursache. Möchte man hingegen nur das Symptom so schnell wie möglich beseitigen, sucht sich der unbewusste Konflikt eine neue Stelle im Körper, mit einem neuen Symptom oder bringt das alte Symptom immer wiederkehrend zum Ausdruck.

Regula Zwicky: Der Körper lügt nicht, sagt man! Aber wie dringst du zum Wesen des Menschen vor? Wie erreichst du ihn im seelischen Bereich? Der Patient kann auch verdrängen oder will seiner Wahrheit nicht ins Gesicht schauen.

BB: Aus der Kombination von Fachwissen und Intuition setze ich Reize auf der körperlichen Ebene des Patienten. Wenn er dazu bereit ist, führen ihn diese in die Tiefe, an den Ursprung der entstandenen Probleme. Der Patient durchlebt Gefühle, Bilder und Gedanken, die auch ich aufnehme. So kann der Austausch und ein bewusstes Herangehen beginnen.

PM: Könnte man sagen, die Zelle ist das Speicherorgan, die Speicherplatte für das Geistig-Seelische? Auch für das, was nicht gesagt werden will, zumindest nicht am Anfang?

BB: Ja, genau! Es ist wichtig, genügend Geduld aufzubringen und den richtigen Zeitpunkt abzuwarten. Alles darf – nichts muss. Das lässt Freiheit und den Raum für neue Möglichkeiten entstehen. Verdrängung, Abspeicherung und Bewahrung kann unter Umständen auch der richtige Weg für die Person sein. Das bedeutet für mich als Therapeutin, auch einmal abzuschalten und den Dingen ihren Lauf zu lassen.

RZ: Du nimmst das in den Zellen Gespeicherte intuitiv wahr? Ist es für dich wie ein Hellwissen, ein inneres Wissen?

BB: Ab einem gewissen Zeitpunkt in der Behandlung ist es wichtig, mich von gelernten Modellen frei zu machen und sie zu verlassen. Ich werde dann innerlich ganz still. Dort zeigt sich mir der persönliche und individuelle Weg für den Patienten auf. Der Weg des Suchens, des Erkennens und des Handelns ist ein stetiger Prozess. Das gilt ebenso für den Patienten. Ist er einmal entspannt, beginnt er, sich auf sich selbst zu beziehen. Er stellt eine Beziehung zu seinem Inneren her.

So erschaffe ich einen achtsamen Raum, in dem der Patient spürt, dass er ernst genommen wird und so sein darf, wie er ist. Es berührt mich immer wieder von Neuem, wenn ich spüre, dass sich die Menschen in meiner Praxis öffnen und vertrauen. So kann Reflektion und Bewusstsein entstehen.

Gezielt löse ich bestimmte Bereiche am Körper, sei es über die Behandlung der diversen Organe, Muskeln und Faszien oder der Akupunkturpunkte und der Meridiane. Wenn ein Patient mit offensichtlich gespeicherten Aggressionen vor mir liegt, gehe ich gezielt über den Funktionskreis Leber-Galle. So bearbeite ich auf der Grundlage von einem Modell, wie zum Beispiel jenem der Traditionellen Chinesischen Medizin, die entsprechenden Meridiane und Akupunkturpunkte am Körper. Ich bin aber stets darauf bedacht, diese Modelle immer wieder zu verlassen. Sie können viele Male richtig sein, aber die therapeutischen Interventionen können auch einen ganz anderen, sehr individuellen Einstieg und Verlauf nehmen.

Wenn ich manuelle Reize setze, kommuniziert der Körper mit mir, so erhalte ich unmittelbar eine Resonanz. Die Antworten auf meine gesetzten Reize sind ein klares Zeichen dafür, ob der Körper mit meiner Intervention einverstanden ist, ob der Körper bereit ist zur Regulierung und somit zur Wiederherstellung seines Gleichgewichtes. Die weitere Arbeit macht der Körper selbst, ich schiebe nur an.

RZ: Wie sehen diese körperlichen Antworten genau aus?

BB: Ich erhalte die Antwort über eine veränderte Atmung, über die Entspannung des vegetativen Nervensystems, über den Ausgleich des Sympathikus und des Parasympathikus. Das vermehrte Schlucken ist beispielsweise eine Reaktion, wo der Parasympathikus mehr zum Tragen kommt. Die Spannung des Gewebes verändert sich. Die Pupillen verändern sich. Der Patient kommt so in die richtige „Atmosphäre“ und wird für Heilung empfänglich.

PM: Das Interessante ist ja, dass das Ganze ein zweipoliger Prozess ist. Der Körper spricht auf der groben Ebene, das ist die eine Schiene. Die andere Schiene ist aber, dass der Körper darüber hinaus auch Botschaften an den Therapeuten aussendet. Die Berührung löst eine Rückmeldung aus, die du vom Körper während der Behandlung erhältst. Der Körper ist gewissermaßen die entscheidende Instanz im ganzen Prozess.

Durch einen plötzlich aufkommenden Schmerz, ausgelöst durch einen Druckpunkt, nimmt auch der Patient wahr, was tief in ihm verschüttet gegangen ist. Indem dies wieder angesprochen wird, kommt die Botschaft zum Vorschein. Der Körper ist eine große Speicher-Festplatte, die alles aufsammelt, was je, von welcher Ebene auch immer, physisch, seelisch oder geistig ausgesandt worden ist. Du kannst es wieder aktivieren, weil du einerseits zuhörst, andererseits über den Körper zum Patienten sprichst. Dieses Wechselspiel fügt sich dann zu einem Kreislauf.

RZ: Sehr interessant! Wie im Kleinen so im Großen! Wir scheinen durchgehend mit einem evolutionsfördernden Prozess des Empfangens und Antwortens auf die Umwelt befasst zu sein. Das erinnert mich an den Rezeptor-Effektor-Komplex der Zelle[51], diese hoch entwickelten Abläufe des Empfangens und des Antwortens.

Dasselbe Spiel läuft zwischen Körper und Persönlichkeit, zwischen Patient und Therapeut sowie bei den zwischenmenschlichen Beziehungen. Diese Kommunikation geht weiter bei der Anbindung an das Geistige. Ein permanentes Austauschen auf allen Ebenen ist offensichtlich eine lebenswichtige Interaktion.

BB: Genau so ist das. Ein wichtiger Aspekt ist die Ausrichtung des Menschen auf die Interaktion mit dem Äußeren, dem Du. So lernen wir uns selbst über die Interaktion mit einem Du erst tiefer kennen. Dementsprechend passen wir uns an die Reize, die von außen kommen, an. Gerade deshalb, ich kann es nicht genug betonen, bedarf es für das Verhältnis zwischen Patient und Therapeut großer Achtsamkeit.

Zu diesem Thema ist mir der komplexe systemische Ansatz wichtig. Als erste Strategie wähle ich einen Weg aus, der meistens aus meinem Fachwissen kommt. Gleichzeitig versuche ich, den Patienten intuitiv wahrzunehmen. Mit meinen Reizen, die ich gezielt auf Akupunkturpunkte, auf neurolymphatische Punkte, auf Muskel-Sehnenübergänge oder auf sensorische Punkte setze, biete ich dem Körper eine Stimulation an und höre dann hin, auf seine

51 Siehe Kapitel: „Die Zellen in der Neuen Biologie“.

Antwort. So übernimmt der Körper die Führung des Behandlungsablaufes – durch sich selbst hindurch.

Das ist mir sehr wichtig, da ich den Körper nicht manipulieren möchte. Der Körper besitzt seine eigene hohe Intelligenz. Ich mute dem Patienten kein Überstülpen zu. Durch diese offene Haltung kommen ganz neue Dimensionen zum Vorschein, die ich durch mein Fachwissen allein nicht abdecken kann. Dimensionen, die ich von meinem rein intellektuellen Wissen her nicht mit einbeziehen könnte. Der Patient bemerkt meine Stimulation und gleichzeitig die Antworten seines Körpers, so entsteht ein multidimensionaler Prozess, der in die Tiefe geht.

Ich beginne die Behandlung ganz bewusst an der Körperoberfläche, der Muskulatur, mit der Annahme, dass die Muskulatur das Speicherorgan unserer Traumata und Erlebnisse ist. Durch diese Stimulation kann ein Bewusstseinsprozess für den Patienten beginnen. Dieser Prozess ist sehr wichtig, denn nur so kann Bewusstwerdung für den Patienten initialisiert werden, ansonsten bleibt die Behandlung ein passiver Vorgang, in der der Patient außen vor bleibt.

Der Körper ist für mich also nicht die dritte Stelle, sondern er stellt die unbeschriebene Leinwand dar, auf welche die emotionalen und seelisch-geistigen Inhalte projiziert werden. Diese inneren Prozesse werden durch ihre Projektion auf die äußeren Schichten des Körpers (Muskulatur und Organe) für den Patienten zugänglicher und verständlicher.

Welche Bedeutung hat der Körper? Wir müssen von einer reduktionistischen, rein materiellen und mechanischen Sichtweise wegkommen. Der Körper ist weit mehr als ein Stück Materie.

Durch ihn werden wir handlungsfähig. Der Körper ist das Transportvehikel unserer Ideen, unserer Gedanken. Er lässt uns diese umsetzen und macht auch Inhalte sichtbar, indem er den Weg in die Tiefe zum Ursprung weist. Der Körper kann dem Formlosen Form verleihen, um die seelisch-geistige Ebene zu erfassen. So sind auch Beschwerden die Sprache der Seele.

Das *Unbegreifliche* wird durch die manuelle Berührung im Sinne des Wortes *greifbar* gemacht. So *begreift* der Patient, was in seinem Inneren geschieht und es ist Entwicklung möglich.

Im inneren System des Menschen gibt es, wie erwähnt, keine Einbahnstraßen. Vom Körper führen die Wege zum seelisch-geistigen Bereich – und umgekehrt führen diese zum Körper zurück. Weil es keine Einbahnstraßen gibt, wirken auch andere Therapiemethoden mit ihren Ansätzen, mit dem Zugang auf anderen Ebenen.

Grundsätzlich ist das tiefere Anliegen meiner Behandlungen, dass durch diese Wechselwirkungen Prozesse in Bewegung kommen, die aus der Tiefe auftauchen und sich immer deutlicher zeigen können. So verbleiben sie nicht im Körper, sondern bekommen Sprache und Gefühle. Letztendlich wird dem Patienten eine neue Wahrnehmung von sich selbst geschenkt. Er kann sich fragen: Wo beginne ich, wo sind meine Grenzen? Diese komplexe veränderte Selbstwahrnehmung verleiht dem Patienten eine neue Identität.

Praktisch sieht das so aus, dass diese Übermittlungen dem Patienten Bilder und neue Gedanken, aus der Tiefe seines Selbst, enthüllen. Dazu gehören nicht nur verschüttete schmerzliche

Erfahrungen, sondern auch Potenziale und begrabene Seelenwünsche.

RZ: Bei meinen Therapie-Sitzungen läuft das ähnlich ab. Wir steigen über das Gespräch und die Zusammenfassung des Themas ein. Das ist der Türöffner. Dann gehen wir über einen meditativen Teil in die Tiefe. Der Einstieg zum zweiten Teil ist immer die Verbindung mit den Wurzeln, die Anbindung an das *Höhere Selbst* und die *Göttliche Quelle*, schlussendlich das Einfinden im Herzen. Erst aus dieser Position können wir überhaupt in die persönlichen Tiefen des Unbewussten und in die Inhalte des Überbewussten gelangen.

Eine weitere Frage an dich, Barbara: Folgst du den Informationen, die du empfängst, oder nimmst du mehr wahr als der Patient selber? Spürst du zum Beispiel seine Gefühlswelt besser oder eher als er selber?

BB: Ich gebe mir Mühe, vielseitig wahrzunehmen. Ich folge meinen Wahrnehmungen und setze den erhaltenen Informationen entsprechend Impulse am Körper. Je nach Patient oder Situation, verbalisiere ich meine Wahrnehmung. Sehr wichtig ist, dass diese für den Patienten Sinn macht und er meine Wahrnehmung nachvollziehen kann. Diese Informationen sind wiederum wegweisend und führen zu den Ursachen auf den drei Ebenen Körper-Seele-Geist.

Sollte meine Wahrnehmung beim Patienten keine Resonanz erzeugen, liege ich falsch oder er ist noch nicht bereit hinzuschauen und kann sein Thema noch nicht erkennen. Auch das darf sein, alles eröffnet sich zum richtigen Zeitpunkt.

In vielen Therapien wird leider über die Tiefe hinweggesehen. Kann sich der Patient in dem ihm zur Verfügung gestellten Raum überhaupt öffnen? Ist er interessiert, mehr über die größeren Zusammenhänge zu erfahren? Wenn ich ihm diese erkläre, bestätigt er mir plötzlich, dass es da schon Emotionen gäbe. Ich erkläre ihm den Einfluss seiner Empfindung auf die Muskelspannung oder auf die Organe, dann beginnt er die Zusammenhänge zu verstehen. So erfassen wir Schritt für Schritt mit unserem Bewusstsein die zugrundeliegenden Ursachen.

Anfänglich verläuft das Gespräch oft symptombezogen, an der Oberfläche. Jemand kommt mit den Beschwerden eines Tennis-Ellbogens in meine Praxis. Während der Behandlung nehme ich andere Verbindungen, die Einfluss auf den Ellbogen nehmen, auf und bearbeite zum Beispiel Punkte an der Halswirbelsäule. Der Bewusstseinskreis des Patienten wird insofern erweitert, als er realisiert, dass die Druckpunkte an der Halswirbelsäule einen Schmerz am Ellbogen auslösen können. Das läuft immer noch rein auf der körperlichen Ebene, auf der Ebene des Bewegungsapparates ab.

So wird sich auch der Patient immer mehr der Tatsache bewusst, dass sein Körper den Speicher seiner Biographie darstellt. Wir alle wissen, dass ein Zwanzigjähriger ganz anders gezeichnet ist als ein Fünfzigjähriger, bei dem man deutlich sieht, wie ihn das Leben geprägt hat. Wie ist seine Haltung, wie bewegt er sich? Sind seine Bewegungen geschmeidig? Wie ist seine Stimme, ist sie weinerlich oder schreit der Patient? Wie riecht er? Alle diese Informationen setzen sich wie ein Puzzle zusammen und ergeben dann mit vielen Mosaiksteinen ein ganzes Bild. Die Rückmeldung meiner Beobachtungen dem Patienten zurückzugeben, betrachte ich als enorm wichtig.

Dann kommt die geistige Ebene ins Spiel: Mit welchen Gedanken beschäftigt sich die Person? In welcher Geisteshaltung befindet sie sich? Wie ist der Konsum, Musik oder Literatur betreffend? Welche epigenetischen Einflüsse sind prägend? Die Reaktionen des Körpers auf die Behandlung spiegelt dem Menschen, was er aussendet und welche Prägungen an die Oberfläche drängen.

PM: Wenn wir den typischen Patienten in den Raum stellen: Er kommt mit Schmerzen in der linken Leiste und im Nackenbereich. Ihr arbeitet in einigen Sitzungen miteinander. Es kommt als Erstes etwas Prozesshaftes in Gang. Wäre der *ideale* Weg, dass er über die körperlichen Symptome, in einem zweiten Schritt, sich wieder bewusst wird, was den krankhaften Prozess ausgelöst hat?

Erkennt der Patient in einem dritten Schritt das ehemals gelebte geistige Missverständnis und seinen Unterdrückungsprozess? Kann als ideale Folge davon ein Gesamtheilungs- und ein Bewusstseinsprozess ausgelöst werden? Wäre das der ideale Verlauf einer Therapie über mehrere Sequenzen, wo du dann sagen könntest: Ein perfekt gemachter Job! Sind das die unterliegenden Gesetzmäßigkeiten?

BB: Ja, so kann man es formulieren, und das wäre tatsächlich ein perfekter und idealer Verlauf! Damit das gelingen kann und darf, ist es nötig, dass enorm viele Faktoren auf eine ideale Art und Weise zusammenspielen. Diese Faktoren können wir einerseits steuern und andererseits sind es Faktoren, die nicht unserem Willen, sondern dem wunderbaren Geschenk der Gnade unterliegen.

RZ: *Muss* der Patient bewusst sein? *Musst* du ihn ins Bewusstsein führen oder dringt die Heilung auch durch die Schichten der Unbewusstheit? Genügt ein offenes Herz?

BB: Je bewusster der Patient ist, desto idealer ist es. Das Ganze ist ein Entwicklungsprozess. Der obengenannte Fall wäre wohl der ideale Patient. Aber wichtig ist es, den Menschen dort abzuholen, wo er steht. Der eine ist noch gänzlich unbewusst, beginnt aber die Vernetzungen bereits mit oder ohne mein Erklären zu erkennen. Ein weiterer bringt viel Wissen mit und erfasst die Verbindungen schon selber. Aber das Zünglein an der Waage zur Gesundwerdung ist das „Zusammenarbeiten“ und die Umsetzung des Erkannten.

Wertvoll ist es, wenn der ganze Prozess von der Herzqualität getragen wird. Ganz der Aussage von Antoine de Saint-Exupéry entsprechend: „Man sieht nur mit dem Herzen gut.“ Der Verstand birgt eine wichtige Qualität, jedoch nur das offene Herz kann Tiefen erreichen, in denen wirkliche Veränderungen oder eben Heilung geschehen darf. Deshalb ist es so wichtig, unser Herz nach Verletzungen immer wieder neu zu öffnen.

PM: Wir hatten jetzt Fälle von Menschen, die schon relativ bewusst an ihre eigene Geschichte herangegangen sind. Lasst uns einmal zwei andere Fälle mit einschneidenden biographischen Ereignissen nehmen. Da ist eine erwachsene Frau, die als achtjähriges Mädchen missbraucht wurde und sich nicht mehr daran erinnert; dazu ein Mann, der abgestürzt ist, doch auch er erinnert sich nicht mehr an seinen Absturz. Er weiß nur, dass er verletzt überlebt hat.

Bei beiden Fällen sind die Ereignisse verschüttet und nicht mehr im Bewusstsein. Diese alten traumatischen Erfahrungen sind nun in den Zellen gespeichert. Die Zellintelligenz hat aber die gemachten schmerzhaften Erfahrungen, aus Selbstschutz, (noch) nicht frei gegeben. Wenn du nun mit solchen Patienten über die behutsame Reaktivierung der Zellerinnerung in den Heilungsprozess gehst, wie sieht dieser Weg konkret aus?

BB: Dieser Weg ist sehr individuell, dafür gibt es kein Protokoll. Ich weiß nie, welche Ereignisse im Leben des Patienten passiert sind. Sie können Jahre zurückliegen und erst später zu Beschwerden führen. Deshalb ist es ganz wichtig, sehr behutsam vorzugehen, die Tiefe der Therapie gut zu wählen. Ich möchte nicht, dass der Patient einen Flashback erlebt und retraumatisiert wird. Er soll einen geschützten Rahmen erhalten. Meine Patienten dürfen zum Beispiel ihre Kleidung während der Behandlung anbehalten, sie müssen sich nicht hinlegen oder wir ersetzen eine therapeutische Berührung mit einer adäquaten Alternative.

Ein Gedanke, der mich immer leitet und den ich auch den Patienten klar mitteile ist: Jedem Symptom geht eine klare Ursache voraus. Symptome sind nicht Fehlfunktionen des Körpers, sondern logische Konsequenzen, sie sind eine perfekte Reaktion des Körpers auf eine gestörte Situation im Vorfeld. Dementsprechend ist nicht der Patient ver-rückt, sondern die Situation, die er erlebt hat, hier zum Beispiel die Situation des Missbrauchs und des Absturzes.

Diese Sichtweise kann dem Patienten viel Druck und negative Gefühle, wie Zweifel an der Richtigkeit seiner Empfindungen seinem Körper gegenüber, wegnehmen. Der Patient kann seinem Körper und letztendlich sich selbst gegenüber versöhnlicher werden und sich wieder vermehrt öffnen. Das schafft die Möglichkeit, dass die Beschwerden zurückgehen können, dies wiederum gibt den Menschen Zuversicht. Mit der Sichtweise, dass in jeder einzelnen Zelle unseres Körpers das Wissen vom Heil-sein angelegt ist, können wir der Dynamik einer positiven Veränderung vertrauen.

Das mag alles einfach tönen, es ist jedoch ein Prozess, der unterschiedlich lange dauern kann. Auf jeden Fall benötigt es immer wieder Impulse, je nach Tiefe der Verletzungen, manchmal dauert dieser Prozess ein Leben lang. Wichtig ist es, in der Therapie achtsam und doch klar vorzugehen. Bewusstwerdung kann befreien, aber auch weh tun und im ersten Moment verwirren. Es können Gedanken, Gefühle oder Bilder hochkommen.

PM: Könnte man sagen, diese Bilder sind die Botschaften der Zellen? Kann man das so ausdrücken?

BB: Davon bin ich überzeugt! Die Bilder sind die Sprache der Zellen, in denen das Erlebte gespeichert ist. Das aus der Tiefe störende Phantom kommt über den Prozess der Bewusstwerdung an die Oberfläche und wird so greifbar.

Dann spricht auch das Körpergewebe seine Sprache; über das Taktile bekomme ich einen Eindruck von der Beschaffenheit des Gewebes. Das Gewebe eines traumatisierten Menschen fühlt sich völlig anders an. Die verschiedenen Schichten der Muskulatur und Faszien führen zu einer vorsichtigen Reise in die Tiefe. Ja, ich bin der Meinung, die Informationen sitzen in den Zellen.

PM: Das entspricht der Kern-Botschaft dieses Buches: Dieses tiefe Zell-Bewusstsein mit dem wachen Bewusstsein aufschlüsseln zu können.

RZ: Vor allem das Aufschließen des Belastenden in den Zellen ist demzufolge enorm wichtig. Wie findet nun der Organismus wieder seinen Weg in die Homöostase, in seine selbst-regulatorischen Kräfte, in sein Gleichgewicht? Man spricht in diesem Zusammenhang auch von einer Selbstwirksamkeit.

Barbara, ich kann mich erinnern, dass du oft am Ende der Sitzung gesagt hast: „Es passiert dann noch einiges über Nacht oder während der nächsten Woche!“ Weiter erwähntest du: „Ich setze nur Impulse, und das Restliche machen die Selbstheilungskräfte.“ Ist das ein *Akt der Gnade*, oder was kannst du dazu sagen?

BB: Es laufen Prozesse auf verschiedenen Ebenen. Ich gehe von einem morphogenetischen Feld unseres Körpers aus. Es ist die Vitalkraft des Menschen, die einen Ausdruck sucht und Gestalt schafft. Dieses gestaltbildende Feld versuche ich anzuregen, *es* arbeitet dann weiter mit den intelligenten regulatorischen Kräften des Menschen.

Der Selbstwirksamkeit eine zentrale Bedeutung beizumessen, ist für mich essenziell. Wir Therapeuten dürfen auf keinen Fall dem

Patienten unser Verständnis überstülpen. Wir dürfen alle Erwartungen und Konzepte loslassen, wir schieben die Prozesse nur an.

PM: Du wirst ja auch gleichzeitig *von oben* angeschoben, indem du spontan und intuitiv einen Punkt drückst! Und genau dieser Punkt ist *der richtige* und löst einen Prozess aus, der zur Heilung der Krise führt.

BB: Ja, da kann man von Gnade sprechen. Das gilt für Therapeut und Patient gleichermaßen.

PM: Man kann es auch als eine karmische Fügung anschauen. Karma und Gnade sind zwei Seiten derselben Medaille. Der Patient kommt nicht zufällig zu dir, legt sich bei dir auf die Liege und du berührst ihn an der richtigen Stelle, wodurch er Heilung erfahren darf.

RZ: Das ist interessant, ich kenne das aus eigener Erfahrung. Nach mehreren erfolglosen Therapien gibt es da plötzlich *die richtige Konstellation* und *den richtigen Zeitpunkt*, wo sich Heilung einstellen kann.

BB: Ja genau, so ist es. Es darf entstehen, ohne unser Dazutun. Wir dürfen empfangen und geschehen lassen. Einerseits ist mir mein Fachwissen wichtig, aber es gilt auch, mich aus der Routine herauszunehmen. Manchmal habe ich das Gefühl, mich bei einem neuen Patienten nicht orientieren zu können, dann überlasse ich mich meiner geistigen Führung. Am Abend, wenn ich dokumentiere, kann ich meinen Behandlungsablauf nicht nachvollziehen. Wenn aber der Patient wiederkommt und mir berichtet, die Behandlung hätte ihm gut getan, betrachte ich dies als einen Akt der Gnade. Das ist die göttliche Ebene, die dann wirkt.

RZ: Wir haben jetzt immer nur vom Bewusstsein des Patienten gesprochen, aber welchen Einfluss und welche Bedeutung hat das Bewusstsein des Therapeuten? Eröffnet eine Behandlung mit dem erhöhten Bewusstsein des Therapeuten ein besseres Feld für den Klienten, als wenn bei einer Therapie ausschließlich der äußere Ablauf im Blick behalten wird?

BB: Ja, auf jeden Fall ist das wichtig! Es ist wünschenswert, als Therapeutin ein systemisches Bewusstsein mitzubringen, wo ich mich in einem erweiterten freien Feld fließend bewegen kann. So bringe ich viele Aspekte in dieses Feld hinein: mein Fachwissen, meine Intuition und meine persönlichen Erfahrungen. Ich darf als ganzheitliches Wesen tätig sein und mich mit *Leib und Seele* in die Begegnung mit dem Patienten begeben.

RZ: Keine Resonanz heißt: Die Abwesenheit von Senden und Empfangen, das Fehlen der essenziellen Kommunikation zwischen Therapeut und Patient, zwischen den vielen Ebenen, wie wir dies vorher diskutiert haben?

BB: Genau, solche Behandlungen sind dann sehr anstrengend und Energie raubend. Bei der idealen Therapie darf es fließen, das ist der Nährboden für Heilung, das nenne ich dann Gnade.

PM: Gnade führt uns zu dem doppelten Aspekt des *Wollens* und des *Nicht-Wollens*. Du musst zuerst einmal Wollen, um diesen Beruf zu erlernen und auszuüben. Später musst du das Wollen wieder aufgeben, um eine gute Therapeutin zu sein, damit du im echten Sinne heilen kannst. Dieses Momentum hat etwas initiatisches, wenn Menschen wie du erkennen, nur wenn sie *nicht-wollen*, können sie heilen.

BB: Genau, dann wird das Behandeln auch viel fließender. Umgekehrt ist das *Zu-viel-Wollen* anstrengend. Wenn ich die Prozesse anstoßen will, ist das ein ermüdender energetischer Aufwand. Hingegen wenn ich in diesem gnadenvollen anderen Zustand bin, wenn alles sein darf und ich Druck wegnehme, dann geschehen diese magischen Momente, die mich selber immer wieder in Erstaunen versetzen und tief berühren.

RZ: Kann ein Anschieben der Prozesse auch kontraproduktiv sein? Indem du ihm hingegen Zeit und Raum schenkst, geschieht deiner Erfahrung nach, eher Heilung, als wenn du zu viel willst?

PM: An einem gewissen Punkt enden begrenzte menschliche Erfahrung und das *Wollen*, dann setzt Heilung ein. In diesem Moment übernimmt eine höhere *Heilungs-Intelligenz* als die, welche du von deiner Ausbildung her bekommen hast, die Führung.

BB: Es ist der Moment, wo man ganz gut spürt, dass alles zusammenfließt. In diesem Moment muss ich dann *nichts* mehr tun. Dieser gnadenvolle Moment geschieht ungewollt, aber immer zum richtigen Zeitpunkt. Ein magischer Moment! Ein magischer Moment ist immer *einfach* – und doch ist da eine reichhaltige Fülle. Es ist kein Feuerwerk, es geschieht in Bescheidenheit und Stille.

RZ: Hast du dich schon mit dem Thema des Quantenraumes beschäftigt? Könnte man die äußersten, feinstofflichsten Ebenen des energetischen Körpers und den energetischen Raum der Zelle mit dem Quantenraum gleichsetzen?

BB: Ja, die energetischen Ebenen sind vielschichtig, und man spürt die unterschiedliche Dichte in den energetischen Ebenen. Einmal sind sie dicht und geben Widerstand, dann wieder sind sie weich und fließend. Diese Qualitäten können sich auch im Verlauf einer Behandlung verändern und sind ebenfalls für den Patienten gut spürbar.

PM: Gibt es auch einen ständig wachsenden Erfahrungsschatz, ein *learning by doing*? Wir Menschen sind ja alle mit demselben Körper bestückt. Was macht den Unterschied? Wie können sich die Körper-Strukturen individuell verändern?

BB: Zwei Patienten mit demselben Beschwerdebild können ganz unterschiedliche Behandlungen benötigen. Das macht meine Arbeit interessant. Es gibt so viele unterschiedliche Gewebe wie Individuen. Sie alle haben ihre persönliche Geschichte und ihre spezifischen Ursachen.

Unsere Erlebnisse und unser Umfeld prägen unsere Gedanken und Gefühle, sie lassen Glaubensmuster entstehen, die zu Überzeugungen und später zu Verhaltensweisen werden. Der Körper manifestiert das Ganze. So verschieden die Geschichten der Menschen sind, so vielfältig sind die therapeutischen Wege. Das Heilwerden ist sehr individuell.

PM: Der Körper des Menschen ist gut erforscht, aber über das feinstoffliche System des Menschen wissen wir immer noch relativ wenig.

Barbara, du entdeckst bei deiner Arbeit sicherlich, wie bestimmte körperliche Prozesse der energetischen Ebene unterliegen. Das ist die entscheidende Ebene der Veränderungen. Wenn du *nur* einen Punkt am Bein drückst passiert nicht so viel, als wenn ein energetischer Prozess ausgelöst wird.

Die Inder sprechen bei dem menschlichen Energiesystem von den *Nadis*[52], mit ihren zweiundsiebzigtausend Energiebahnen. Diese durchziehen energetisch das ganze körperliche System. Die ganze Natur baut auf diesen Tatsachen auf. Jeder Gedanke ist Energie. Die Nadis schleusen diese energetischen Botschaften in den Kör-

52 Energiebahnen im menschlichen Körper.

per und in die Zellen ein. Somit verhaften sich diese gedanklichen oder emotionellen Prägungen im Körper und werden zum Programm. Hier beginnt dann deine Arbeit?

BB: Genau, ich beginne in der Materie. Das bedeutet, zuerst bearbeite ich die äußerste Schicht des Körpers, das Muskelsystem, die myofaszialen Schichten und gehe dann tiefer zu den Organen, die schon auf einer feineren Ebene liegen.

So gelange ich über die Akupunkturpunkte und die Meridiane auf die energetische Ebene des Körpers. Jedes Organ hat eine energetische Abstrahlung. Die energetische Ebene ist die alles vernetzende und vereinende Ebene. Hier nehme ich auch meine Gedanken dazu. Ein Akupunkturpunkt ist über Druck, Nadelung, über Gedanken oder eine innere Visualisation steuerbar. Wie alle anderen Strukturen übrigens auch.

RZ: Ist dir der Ansatz einer möglichen Wiederherstellung der schöpferischen Ordnung auf der energetischen und materiellen Ebene des Körpers bekannt, kann auch die komplette Heilung von kranken Organen möglich werden?

Sogar vom Nachwachsen von entfernten Organen, wie zum Beispiel Zähnen, wird berichtet. Das bringt mich zum Modell der *Blaupause*, jener Ebene, auf der die absolute Gesundheit energetisch vorhanden und im Einklang mit dem karmischen Gesetz eine nachhaltige Heilung möglich ist. Eine intakte Hardware sozusagen, aus der die Programme immer wieder neu geladen werden können? Was weißt du darüber?

BB: Von dieser Möglichkeit bin ich überzeugt. Alles, was der Mensch braucht, ist in ihm angelegt, wie eine Blaupause, wie eine Matrix.

PM: Kann der Therapeut, ohne das Dazutun des Patienten, ihn wieder in die *göttliche Ordnung* bringen? Es gibt Akupunkteure, die berichten, dass es genügt, eine Nadel in den richtigen Punkt zu setzen. Selbst wenn der Patient dabei schläft, weiß die dem Nervensystem innewohnende Intelligenz, was sie für die Deblockierung veranlassen muss. Andere Therapeuten vertreten die Auffassung: Wenn der Patient nicht mitarbeitet, sich nicht bewusst wird, passiert gar nichts.

BB: Ich glaube, für eine nachhaltige Heilung braucht es die Mitarbeit und die Bewusstwerdung des Patienten. Wir sind stark geprägt durch unser Elternhaus, durch die Religion, die Gesellschaft und durch unsere persönliche Lebensgeschichte. Werden limitierende Glaubenssätze nicht erkannt, aufgearbeitet und geändert, bleiben wir darin stecken und verfallen immer wieder in neue behindernde Muster, die Beschwerden auslösen können.

PM: Dazu kommen die karmischen Gesetzmäßigkeiten.

BB: Irgendwann kommt jeder Mensch zur Erkenntnis, dass er gewisse Dinge loslassen muss, um seine Anlagen zu erkennen und seine Potenziale zu leben.

So kommen wir über den Körper in die Bewegung und beginnen, Schritt für Schritt, uns zu entwickeln, uns aus all den Verstrickungen zu befreien und unseren Seelenweg immer festeren Schrittes zu gehen.

RZ: Machst du eine Unterscheidung zwischen Heilung und Remission? Bei einer Heilung ist die Gesundheit bleibend gewährleistet, bei einer Remission kann es einen Rückfall geben. Kommt der Tumor zurück, wenn man nicht dauernd bewusst lebt?

BB: Ich finde den Umgang mit diesem Thema sehr komplex. Es kann wie eine Ohrfeige für den Patienten sein, wenn er ein Rezidiv hat. Es darf nicht das Thema von Schuld und Sühne implementieren. Da braucht es sehr viel Fingerspitzengefühl. Es geht nicht um falsch oder richtig.

PM: Es geht um einen Verstoß gegen die Göttliche Ordnung und um den persönlichen Seelenweg. Die Krankheit darf als Botschaft angesehen werden und nicht als Fehler. Es ist vielmehr ein Lernprozess! Ich schaue genauer hin und verstehe die Botschaft. Mit Katarina Michel habe ich mehrere Bücher zum Thema Heilung geschrieben. Unsere Kernaussage lautet: *Heilung ist Bewusstwerdung*, nicht mehr und nicht weniger.

BB: Oft fragen mich die Patienten: Frau Bärlocher, was habe ich falsch gemacht, damit ich jetzt so leiden muss? Sie kommen mit einem strafenden Gottesbild daher, welches tief verankert ist und vieles verhindert.

RZ: Da geht es um alte Glaubensmuster, um die Überzeugung von Schuld und Sühne!

PM: Der Begriff *Sünde* kommt von *sondern, absondern*: Ich sondere mich vom *göttlichen Gnadenstrom* ab. Die Gnade ist immer da, deshalb ist es unsere Aufgabe, dass wir den Kelch für den göttlichen Gnadenstrom aufrechthalten und nicht umkehren. Genauso verhält es sich bei einer Heilungssitzung, du stellst dich in diesen göttlichen Gnadenstrom. Anders kann ich mir das Wesen von Heilung nicht vorstellen.

RZ: Das ist die wahre *Re-ligio*, die *Rück-Anbindung* an die göttliche Ordnung und an den *göttlichen Liebes-Strom*.

Ich will nochmals nachfragen: Wo befindet sich genau diese *Matrix,* die persönliche Blaupause? Ist sie bei Gott oder in meiner Aura?

PM: Du meinst die persönliche Blaupause zur Gesundwerdung?

RZ: Ja, für meine persönlichen Potenziale.

PM: Bringe deine individuelle Blaupause mit der göttlichen, absoluten Blaupause (der Göttlichen Ordnung) wieder in Übereinstimmung. Dazu bedarf es manchmal der Hilfe des Heilers, bis beide wieder deckungsgleich sind. So stelle ich mir in meiner menschlichen Begrenztheit den ganzen kosmischen Heilungsprozess vor. Dann geschieht dieser magische Moment der Heilung, die göttliche Ordnung ist durch die Rück-Anbindung (Re-ligio) wiederhergestellt.

RZ: Wie wollen wir im Vergleich zur individuellen Blaupause, die göttliche Blaupause der gesamten Schöpfung definieren?

PM: Ich möchte nicht ausschließen, auch wenn jeder Mensch Ausdruck einer göttlichen Idee ist, dass es individuelle Blaupausen geben muss. Jeder Mensch bedarf, auch bei derselben Diagnose, einer anderen Behandlung.

BB: Renée Bonanomi, meine Lehrerin, hat von beiden Ebenen gesprochen. So wie ich verstanden habe, bekommen wir alles, was wir brauchen, für unsere Lebensreise auf diesem Planeten Erde mit. Jedes Abweichen von der großen Ordnung löst das karmische Gesetz von Ursache und Wirkung aus. Einmal sind wir Opfer, ein anderes Mal Täter. Das Ganze erzeugt die Spannung, die zur Entwicklung nötig ist, sonst wären wir auf unserer Reise zum Aufstieg statisch gefangen.

PM: Auch im Christentum, bei *Paulus*, lesen wir im Galater-Brief das Gesetz: „So wie du säst, so wirst du ernten." Ist das irdische Karma einmal abgetragen, sind wir gerade erst *Mensch* geworden. Dann fängt der Aufstieg von ganz weit unten an. Es gibt noch viele Stufen zu erklimmen für den geistigen Aufstiegsprozess. Dieser ist im Sinne von: „Wir werden ins Licht eintreten, aber die Flamme nicht berühren", nie abgeschlossen. Dieser Prozess kennt kein Ende!

Jedoch ist die individuelle Blaupause wiederherstellbar. Dahin ist es jedoch noch ein weiter Weg. Er dauert so lange, bis wir keine gesundheitlichen Probleme mehr haben.

RZ: Das Ganze ist sehr komplex und es gibt noch einiges zu tun. Vergessen wir nicht die Blaupause der Erde.

Wenn die Menschheit ein großes Orchester darstellt und das Individuum die einzelnen Instrumente, so müssen nicht nur alle Saiten (Zellen und Organe) der einzelnen Instrumente (Menschen) gestimmt sein, sondern auch in ihrem Zusammenspiel harmonisch tönen.

PM: Richten wir einmal den Blick weg von diesem Modell der Blaupause. Nichts ist statisch, alles ist in Bewegung, alles ist in Entwicklung, selbst der *Solare Logos* ist eine sich weiter entwickelnde Intelligenz.

RZ: Dazu fällt mir das Thema der *Anpassungsfähigkeit*[53] ein. Es ist wichtig, dass der Mensch lernt, mit inneren und äußeren Einflüssen umzugehen und nicht in die Starre zu verfallen, sondern sich beweglich, weich und flexibel im Gleichgewicht zu halten. Trotz Jobverlust, trotz Eheproblemen, trotz körperlicher Krankheit sich in einer Aufwärtsspirale aus der Starre hinaus zu entwickeln und somit dem evolutionären Prozess zu folgen. Dies mit oder ohne Hilfe einer Therapeutin.

PM: Ich möchte gerne zum anfänglichen energetischen Modell zurückkommen. Ich glaube, es trifft einen Kern der Wahrheit, dass es eine energetische Grundstruktur des Menschen gibt. Diese wirkt prinzipiell bei jedem Menschen auf die gleiche Art und Weise. Als Beispiel nehmen wir die Funktionen der Energiebahnen: die Chakras, die wie eine schöpferische Blaupause wirken, die aber nicht so starr ist, dass Entwicklung unmöglich wäre.

BB: Spannend finde ich, die verschiedenen Lehren miteinander zu vernetzen. Legte man sie wie Folien zum Vergleich übereinander, zeigte sich eine erstaunliche Übereinstimmung. Die Verläufe der Meridiane aus der TCM decken sich zu einem überwiegenden Teil mit den Verläufen der Muskel-Faszien-Ketten aus der westlichen Therapie. Die Chakras entsprechen den Versen des *Vater-Unser*. Die Druckpunkte am Schädel der alten Ägypter entsprechen den heutigen Triggerpunkten oder den Punkten aus der Schädel-Akupunktur nach Yamamoto. Je nach Kultur werden die

53 Siehe Kapitel: „Der Weg zur Gesundheit und die Kraft des inneren Gleichgewichts“: Körperliche und psychische Resilienz.

Systeme unterschiedlich erklärt. Allen gemeinsam ist die Tatsache, dass sie die Selbstregulierungskräfte des Menschen als Basis für die Therapie nutzen.

Regula, du hast vorhin die Wichtigkeit der Anpassungsfähigkeit erwähnt. Das erlebe ich oft in der Therapie. Der Mensch reagiert mit reflexgesteuerten Handlungen, wie kämpfen, flüchten oder erstarren, auf eine schwierige Situation. Dazugehörige Emotionen, wie die der Wut, der Aggression, der Angst oder des Rückzuges manifestieren sich im Körper. Sie sind für den Patienten als Schmerzen, Verspannungen, Müdigkeit, Unruhe oder Lethargie spürbar. Diese Zustände sind für mich in den diversen Strukturen manuell spürbar. Auch in diesem Fall unterstützen kognitive und mentale Erkenntnisse des Patienten die emotionale und körperliche Anpassungsfähigkeit. Umgekehrt erweitern emotionale und körperliche Prozesse das Bewusstsein. So kann sich der Patient aus den Folgen der reflexgesteuerten Emotionen lösen und wird wieder, Kraft seines Willens, handlungsfähig.

Allopathische Medikamente wie Psychopharmaka, Schmerzmittel sowie Betablocker nehmen für ihre Wirkung keine selbstregulatorischen Kräfte des Körpers in Anspruch. Sie um- oder übergehen diese, indem sie eine Kompetenz des Körpers ersetzen.

PM: Du hast den Betablocker erwähnt. Könnte man sagen, dass diese pharmakologische Intervention einen massiven Eingriff in die von Gott erschaffene menschliche Struktur darstellt?

BB: Nein, so radikal würde ich das nicht sagen. In gewissen Situationen schützen sie den Menschen vor schlimmen Folgen einer Dysfunktion des Körpers. Wann wissen wir denn, ob unser momentanes Bewusstsein zum Gesundsein reicht? Bewusstsein ist kein fixer und berechenbarer Parameter. Ich finde, dass beide Sichtweisen, die der wissenschaftlichen Schulmedizin, die der Naturheilkunde und der Spiritualität zum göttlichen Plan gehören. Ohne Schulmedizin hätte ich als Elfjährige meinen Vater verloren. Dank der lebenswichtigen Interventionen der Schulmedizin konnte er sich nach seiner Krankheit wieder dem ganzheitlichen Weg zuwenden und sich fragen, wo sein Leben aus dem Gleichgewicht geraten war und was ihm der Hirnschlag aufzeigen wollte. Wir als ganze Familie mussten uns hinterfragen und uns neu aufs Leben ausrichten. Ohne Schulmedizin hätten wir diese Entwicklung nicht machen können.

RZ: Dem Paradigma des Arztes unterliegt die eher materiell orientierte Suche nach der Krankheit. Es wird gefragt: Was macht den Patienten krank? Also geben wir ihm im Einklang mit der momentanen Diagnose und der *Pathogenese,* der ursächlichen Krankheit, ein Gegen-Mittel.

Dem holistischen Paradigma liegt die *Salutogenese*, der Weg der Gesundheit, zugrunde. Was macht den Menschen gesund? Oder sogar mit den Worten des Orakels von Delphi: „Erkenne dich selbst und du wirst das Universum und die Götter erkennen."

BB: Das sind tatsächlich zwei unterschiedliche Welten. Ich habe erfahren, dass beide je nach Situation und Zeitpunkt ihren Stellenwert haben.

RZ: Wie bringt man beide Welten zusammen?

BB: Wenn sich der Patient von dem hierarchisch geprägten Gedankengut der Schulmedizin distanzieren kann und in den Prozess der Selbst-Verantwortung einsteigt, wird er frei zu wählen. Das ist oft nicht einfach, je nach Ernsthaftigkeit der Situation und der Schwere der Diagnose. Ist der Selbstbezug stark erschüttert, dann wird es mit der Selbstbestimmung schwierig.

Die Sprache des Herzens zu hören ist schlussendlich wegweisend. Wünschenswert ist ein „sowohl als auch“. Mittlerweile sehe ich den Begriff *evidenzbasiert*, das heißt beweisbasiert, ganz im Sinne von Paracelsus Aussage: „Wer heilt hat Recht“, als einen bedeutenden Faktor. Die Heilung muss Beweis genug sein, egal auf welche Art und Weise diese stattfindet.

Nicht nur die Entscheidung zur medizinischen oder naturheilkundigen Behandlung ist maßgebend, sondern es ist die innere Haltung und Überzeugung des Betroffenen, die sich positiv auf die Gesundung auswirkt. Zudem gibt es eine übergeordnete *Kraft*, die den Menschen gesund macht. Inzwischen bin ich von dieser gnadenvollen Kraft überzeugt. Ich habe sie, wie erwähnt, bei meiner Arbeit am Patienten oft erfahren dürfen.

RZ: Wichtig erscheint mir, dass das System der Schulmedizin uns dient und uns nicht *bestimmt*. Das erscheint mir ein wichtiges Kriterium.

Eine andere Frage Barbara! Wie schaffst du es, tagtäglich acht Stunden in der Praxis zu stehen? Wie geht es dir am Abend? Wie regenerierst du?

BB: Eine Grundvoraussetzung ist, dass ich das Glück habe, in dem Beruf tätig zu sein, den ich mir gewünscht habe. Ich arbeite gerne und mag das Resultat meiner Arbeit sehr. Die Selbstständigkeit erlaubt es mir, dass ich nicht den Vorlagen einer Institution oder eines Vorgesetzten folgen muss. So kann ich frei entscheiden, was und wie ich meine Arbeitswelt gestalte. Die Kombination von Freiheit und Verantwortung entspricht mir sehr.

Meine Tätigkeit in der Praxis verändert sich meiner persönlichen Entwicklung entsprechend ständig. So bleibe ich nie stehen, es ist ein dynamischer Prozess, der mich auch manchmal herausfordert, zu erkennen, dass etwas beendet wird und auszuhalten, dass das Neue noch nicht sichtbar ist.

Ich erhole mich in meiner Freizeit beim abwechslungsreichen Segeln, manchmal wild, dann wieder sanft. Ich genieße die Geräusche und den Geruch des Bootes, des Windes und des Wassers. Ich denke gerne. Der Wald ermöglicht mir, mit einem offenen und zuversichtlichen Herzen zu denken. Das Tempo beim Inlineskaten gibt mir das Gefühl von Freiheit und Stärke. Beim Ausblick auf das hügelige Appenzellerland oder von einer Bergspitze hinunter ins Tal relativiert sich so manches für mich und macht aus einem „wieso“ ein „wofür“.

PM: Auch Bach-Blüten und die phytotherapeutischen Produkte sind Medizin. Das heißt, selbst da empfangen wir Impulse von außen. Es mag wohl den einen oder anderen Einsiedler geben, der jahrzehntelang ohne fremden Einfluss in seiner Höhle sitzt und meditiert. Wir verstehen Heilung daher nicht nur als einen inneren Prozess. Die Impulse von außen sind hilfreich.

In unserem Buch *Das Einzige, was wirklich heilt ist Liebe* beschreiben wir den Fall einer Ärztin, die einem schwerkranken jungen Mann ein Mittel verabreicht, in dem kein Wirkstoff darin war, ein klassisches Placebo. Sie sagt ihm: „Das wird dich heilen.“ So geschah es auch. Darauf wurde die Ärztin gefragt, ob sie das Mittel festlegen könnte; worauf sie erwiderte: „Es ist nicht das Mittel, das den Mann geheilt hat, sondern er ist durch meine Zuwendung gesund geworden.“

Das Liebevolle ist das Heilmittel. Das geschieht auch mit den Liebesschwingungen der mit Information aufgeladenen Bach-Blüten oder den Aura-Soma Produkten. So sind die äußeren Handlungen, Impulse und Mittel eine für den Menschen notwendige morphogenetische Formung der eigentlich heilenden Liebe.

BB: Das ist sehr schön formuliert. Die Eintritts-Türchen sind mannigfaltig. Essenziell für den Patienten ist, dass er ernst genommen wird, es geht darum, ihm einen wohlwollenden Raum zu schenken, in dem er nicht bewertet wird, in dem er er selbst sein darf, egal was er mitbringt. Hier fängt für mich die Liebe an.

PM: Es geht um Zuwendung!

RZ: Behandeln mit Präsenz, Zuwendung und Achtsamkeit ergibt einen qualitativ hochschwingenden Heilungsraum.

PM: Die Zelle wird über den Liebesimpuls in ihrer Schwingung erhöht und in letzter Konsequenz wieder in die göttliche Ordnung gebracht.

Die Kabbalisten sagen daher: „Wir müssen auch den Tisch, an dem wir sitzen, erlösen." Alles ist Schwingung, nichts ist Materie.

Wenn wir liebevoll mit allem umgehen, was uns umgibt, dann erhöhen wir die ganze Schöpfung. Der Patient ist der Mittelpunkt, der darauf reagiert.

RZ: Ich plädiere deshalb auch für eine energetische Geburtsvorbereitung oder für eine energetische Vorbereitung eines chirurgischen Eingriffes. Im Voraus wird der Geburtshelfer, der Chirurg, das gesamte Operationspersonal mit Liebe umhüllt. Der Patient wird so ganzheitlich liebevoll auf das, was geschehen wird, vorbereitet. Dem Körper wird der Ablauf Schritt für Schritt erklärt. Solche Eingriffe nehmen mit dieser Haltung und diesem Bewusstsein einen völlig anderen Verlauf.

Jedes zu entfernende Organ sollte energetisch vorbereitet und dann, ganz wichtig, mit liebevollem Dank für seine geleisteten Dienste, verabschiedet werden. Eine Frau in meiner Meditationsrunde hat so geweint, weil sie sich die Augenlinse wegoperieren ließ, ohne innerlich dazu bereit zu sein. Sie geriet in einen Prozess des Verlustes ihres Auges. Sie war weit davon entfernt, sich das zweite Auge operieren zu lassen. Es bedurfte einer längeren Begleitung, bis sie wieder bereit war. Der zweite Eingriff erfolgte dann ohne Probleme. Liebe ist vielfältig!

PM: Die Liebe ist der Schlüssel!

Jetzt hast Du die Organe angesprochen. Kommunizieren die Organe auf der Zellebene miteinander? Wirkt da eine körperliche Intelligenz, die innerkörperliche Systeme miteinander in Kommunikation treten lässt?

BB: Ja, das machen wir uns in der Therapie auch zum Nutzen. Es bestehen physiologische, biomechanische, viszerale (die Organe betreffend), embryologische und energetische Verbindungen und wiederum gegenseitige Abhängigkeiten. Das Funktionieren des Körpers kann mit einem Orchester verglichen werden. Jedes einzelne Organ, jedes Blutgefäß und jedes Gelenk, jede Faszie, jede Muskelkette, die Hormone und die Nervensysteme müssen in sich selbst korrekt funktionieren. Das bedeutet nicht, dass das große Ganze automatisch ebenfalls funktioniert. Deshalb ist der systemische Ansatz im Denken und Handeln so wichtig, der darauf abzielt, das Zusammenspiel zwischen den einzelnen Strukturen zu fördern. Beim Orchester ist das der Dirigent.

RZ: Ist der Dirigent das Herz oder das Hirn? Man hat ja festgestellt, dass das Herz eine fünftausend Mal höhere Elektrizität hat als das Hirn.

BB: Gute Frage! Ja, dann wäre es das Herz.

Das Max-Plank-Institut hat erforscht, dass bei der ersten Begegnung zwischen Therapeut und Patient sich innerhalb von zwanzig Sekunden entscheidet, ob der Therapeut wieder aufgesucht wird. In dieser kurzen Zeit können wir unser Fachwissen nicht präsentieren. Daher muss es diese Herz-Schwingung sein, die entscheidet.

RZ: Könnte man sagen: Das Hirn koordiniert und das Herz heilt? Das Hirn macht das Zusammenspiel der Musik, die Technik, und das Herz macht die Qualität der Musik aus?

PM: Wenn wir den großen bengalischen Mystiker Ramakrishna heranziehen, so berührte er die Menschen körperlich in ihrem Herz-Zentrum. Das bedeutete den Beginn ihres inneren Erwachens.

Hingegen fand bei Krishnamurti die Transformation in seinen Kopf-Zentren statt, durch die Reinigung des Gehirns. Das System wurde so gereinigt, dass sich der Geist mehr und tiefer im Körper manifestieren konnte. Der Prozess von Krishnamurti ist ein höchst ungewöhnliches Geschehen.

Bei *Der Mutter* hingegen begann der Prozess bei ihren Füßen. So hat jeder Mystiker seine eigene Grundnote und zieht dementsprechend seine passenden Schüler an. Von diesen Zusammenhängen wissen wir noch sehr wenig.

RZ: Man spricht auch beim Sinusknoten im physischen Herzen vom *göttlichen Funken*, der den Herzschlag auslöst. Das Herz lässt damit seine Energie in das Bewusstsein hineinfließen und befruchtet dieses mit seiner Qualität.

PM: Wir kennen auch die Kundalini-Kraft, die aus dem Wurzel-Chakra aufsteigt und Erleuchtung bringt. Der soeben zitierte Ramakrishna lehrte: „Ist der Kundalini-Aufstieg einmal bis zum Herz-Chakra erfolgt, ist er nicht mehr reversibel." Wir wissen, wie erwähnt, darüber noch relativ wenig.

RZ: Ich bin immer wieder versucht, alles erklären zu wollen. Also bleiben wir stetige Forscher, Betrachter oder Lernende – und vor allem Staunende.

PM: Wir haben vorhin über die beiden Wege, den der Schulmedizin und den des Holismus, gesprochen. Ich wage zu behaupten: Was der Schulmedizin abgeht ist Demut. Es herrscht der Wahn des Machbaren. Ich glaube, eine Medizin der Machbarkeit ist von vornherein auf einem falschen Weg. Diese Machbarkeit liegt nicht in unserer Hand.

Heilung im ganzheitlichen Sinn, wie wir sie verstehen, funktioniert so nicht. Heilung ereignet sich auf einer ganz anderen Ebene.

RZ: Da sind wir wieder bei der Gnade.

Diese Heilungsgesetze gelten aber auch für Naturmediziner, die meinen, *sie* hätten das *Gelbe vom Ei* entdeckt. Es liegt stets an der Anbindung des Therapeuten und Arztes an das Geistige, es geht um seine *Haltung*. Auch bei einem Arzt können Patienten mit derselben Intervention eine intensivere Heilung erfahren als bei einem anderen.

PM: Jeder Arzt, jeder Heiler muss sich doch fragen: *Was* ist es, das heilt? Es ist nicht die Methode oder die Behandlungsform alleine, die heilt.

BB: Ich glaube, das Selbstbild des Behandlers ist auch wichtig. Sieht er sich als *Macher* oder ist er sich bewusst, dass er vieles kann, aber nicht alles weiß? Diese Tatsache entlastet ja auch.

Es ist schön, immer wieder staunend festzustellen: Etwas Großes ist geschehen! Aber ich weiß, das war nicht ich. So wird auch das Behandeln fließender. Ein gesundes Maß an Bescheidenheit mitzubringen, ist immer förderlich. Sich für die zum Teil langwierigen Prozesse und auch Misserfolge verantwortlich zu fühlen, wäre übergreifend, sich andererseits auf den Sockel zu stellen, wäre überheblich und vermessen. Wir Therapeuten sind Werkzeuge und stellen uns in den Dienst.

PM: Dadurch bist du nicht verantwortlich, dass der Patient gesund wird – und auch nicht, dass er nicht gesund wird. Ansonsten müsstest du den gesamten karmischen Prozess jedes einzelnen

Menschen verstehen können. Das würde eine unermessliche Einsicht erfordern.

Im Augenblick, wo *du* nicht mehr willst, sondern nur noch geschehen lässt, in dem Augenblick kann eine Intelligenz durch dich wirken, die viel größer ist, als wir erahnen können. Das ist das Wesen von Heilung im tiefsten Sinne. Heilung im Sinne von Ganzwerdung, Heilung im Sinne von *Heilwerdung.*

RZ: Was ist das eigentliche Ziel? Wie definiert sich das Heilwerden?

PM: Wieder in Kontakt mit deiner Blaupause zu kommen. Auf der menschlichen Ebene bedeutet es, wieder in Einklang mit der göttlichen Ordnung zu kommen. Wir sind hier in einer irdischen Schule und haben unendlich viele Aufstiegsmöglichkeiten.

RZ: Welche Bedeutung spielt dabei der Tod? Für die Schulmedizin bedeutet der Tod: Der Patient hat es nicht geschafft. Man kann aber auch in Harmonie mit dem Leben sein und trotzdem sterben.

PM: Ja, natürlich, vielleicht hat man gerade sein jetziges irdisches Leben vollendet und kann in die geistige Welt eintreten. Das Ende der körperlichen Form ist aus der spirituellen Sicht niemals problematisch. Der Lebensweg geht in einer anderen Form weiter. Der Tod ist niemals das Ende.

RZ: Das erinnert mich an das Gedicht: *Der Turm*, von Rainer Maria Rilke. Wir müssen lernen in Kreisen, und nicht linear zu denken. Wir dürfen über den Tod hinaus denken.

PM: Kreise ja, in der teleologischen Bedeutung des Aufstiegs. Im Sinne der Heilwerdung kann der Mensch erst einmal seine Ganzwerdung erreichen, dann hat er seinen Erden-Weg vorerst abgeschlossen. Es geht in diesem Prozess nur darum, wieder in die göttliche Ordnung zu kommen. Wie lange das dauert – ist nicht entscheidend. Es ist nicht entscheidend, wie oft man lebt und stirbt.

BB: Die lineare Zeit verliert hier ihre Bedeutung.

RZ: Auch wenn wir langsam zum Abschluss kommen, noch eine Frage zu dem Thema Zeit: Wie lange dauert eine Behandlungs-Serie bei dir, Barbara?

BB: Für mich startet mit den Behandlungen eine gemeinsame Reise, die länger oder kürzer sein kann. Wir sind gewohnt, dass alles schnell gehen muss. Sich Zeit und Raum für Heilung und Entwicklung zu nehmen, kann eine gnadenvolle Zeit einläuten.

RZ: Ich erinnere mich zurück an den Anfang unserer gemeinsamen Reise. Ich kam zu dir mit einer Entzündung am Ellbogen, nach der anstrengenden Schleifarbeit an meinem Boot. Die Reise ging weiter durch meinen Bewegungsapparat bis zu der chronischen Verspannung an meinem Fußgewölbe. Ich habe die einzelnen Sitzungen auf eine ganzheitliche Art und Weise enorm entspannend empfunden, manchmal auch energetisierend. Jetzt bin ich schon länger nicht mehr bei dir in Behandlung.

Wenn ich aber rückblickend schaue, war der Prozess viel weitreichender als *nur* die Heilung der anfänglichen Beschwerden am Ellbogen. Ich habe gelernt, das Leben ruhiger angehen zu lassen, vermehrt meine weibliche, empfangende Seite zu leben, nicht mehr so aktiv zu sein. Ein schöner Effekt der ganzen Behandlung, der immer noch nachhallt. Deine Behandlungen sind sehr nachhaltig, bei mir arbeitet es immer noch.

PM: Der eine Prozess ist abgeschlossen, aber wir alle wissen nicht, welcher Prozess in einem halben Jahr wirken wird. Wir haben keine Chance, die kommenden Prozesse zu erahnen.

BB: Genau: *Nach* einem Prozess ist immer auch *vor* einem Prozess!

Noch ein Gedanke zum *Heil-sein*: Ich habe erlebt, dass es gerade in schwierigen Zeiten sehr wohl möglich ist, sich heil zu fühlen. Das gibt eine Ahnung, wie großartig das Universum ist. Es muss nicht alles perfekt sein, damit das Gefühl von *Heil-sein* entstehen kann.

Ich glaube, die Konzentration auf das Wesentliche kann sehr heilsam sein. Viele Nebenschauplätze fallen dann weg. Alles wird einfach.

PM: Das wirkliche Glück liegt in den einfachen Dingen.

BB: Erlaubt mir noch eine letzte Ergänzung von Carl Gustav Jung: „Bis wir uns das Unbewusste bewusst gemacht haben, wird es unser Leben lenken, und wir werden es Schicksal nennen.“

Die Vision von Sri Aurobindo und Der Mutter

Erkenne dich selbst und du wirst das Universum
und die Götter erkennen.

Inschrift auf dem Orakeltempel von Delphi

Die Evolution ist das Gesetz des Lebens.
Die Zahl ist das Gesetz des Weltalls.
Die Einheit ist das Gesetz Gottes.[54]

Warum wir krank werden?

Von den Weisheiten der alten Mystiker erfahren wir, dass das Wissen der heutigen *Neuen Biologie* oder der *Biologischen Medizin* schon damals vorhanden war. Es verblieb aber bei einer kleinen Gruppe von Eingeweihten, die dieses esoterische Wissen, etwa im Yoga, von Lehrer zu Schüler weitergaben. Auch der intuitive und selbstlose englische Arzt, *Eduard Bach* (1886–1936) erkannte die Zusammenhänge von Krankheit und Seele. Indiens Meisteryogi *Sri Aurobindo* (1872–1950) und seine spätere Lebensgefährtin *Mirra Alfassa* (1897–1973), genannt *Die Mutter*, schufen mit ihrem *Integralen Yoga* ein Werkzeug, um dem neuen Bewusstwerdungsprozess einen Weg zu bereiten.

---

54 Eduard Schuré: *Die großen Eingeweihten*, Grafing 2012, S. 219.

Heute ist dieses Wissen verbreiteter und das ist auch gut so. Wenn das neue Goldene Zeitalter anbricht, wird ein neues Verständnis von Gesundheit und Krankheit fest im Kollektiven verankert sein. Die Welt der Gesundheit wird komplett anders strukturiert und aufgebaut sein.

Um zu verstehen, wie wir bewusster und gesünder leben können, müssen wir die Ursachen und das Wesen von Krankheit in einem tieferen Sinne erfassen. Werfen wir nochmals einen Blick auf die unterliegenden Ursachen.

Äußere Ursachen

Grob gesehen, entstehen Krankheiten durch innere und äußere Ursachen. Die Übergänge sind jedoch fließend, da wir immer mit inneren Antworten auf äußere Bedingungen reagieren, seien dies physische, emotionale oder mentale Reaktionen. So werden äußere Ursachen immer zu inneren Ursachen, wenn sie die Ebene der Emotionen berühren. Es gilt auch, die individuelle Disposition auf Umwelteinflüsse zu beachten. Menschen reagieren auf dieselbe Situation unterschiedlich.

Negative *Umwelt-Einflüsse* durch Gifte, wie Fluoride, Glyphosat oder Aluminiumverbindungen und elektromagnetische Felder, sind inzwischen eine erwiesene Tatsache. In diesem Bereich gibt es noch viel zu tun. Es wäre weitgehend die Aufgabe der Regierungen, uns vor diesen Belastungen zu schützen. Im Moment bleibt uns nur der Selbst-Schutz, durch die Anwendung von Wasserfiltern, durch Entgiftungs-Maßnahmen und durch das Vermeiden von belasteten Produkten. Aber vor der Luft, die wir einatmen, dem Regen, der auf uns fällt, und vor Strahlenbelastung können wir uns nur bedingt schützen.

Einflüsse durch Mikroben und Viren würde ich eher in die Gruppe der inneren Einflüsse stellen. Es ist eine Frage des physischen und psychischen inneren Milieus, ob man mit ihnen in Resonanz geht. Die Disposition des Wirtes entscheidet, ob diese Kleinstlebewesen uns besetzen und Schaden zufügen oder nicht.

Im Kapitel: *Die Zellen in der Neuen Biologie*, erfahren wir, dass unsere Zellen erwiesenermaßen auf epigenetische Reize, auf Reize, die von außen kommen, reagieren. Dieses Außen ist hier aus der Sicht der Zellen die Welt der eigenen Gedanken und Gefühle, seien diese bewusst oder unbewusst. Die Epigenese steht vor allem der alten Meinung gegenüber, dass wir ausschließlich genetisch, also familiär bedingt, krank werden.

Hoch sensibel reagieren wir jedoch auch auf psychische *Umfeld-Belastungen*, wie Mobbing, Ausgrenzung und zwischenmenschliche Verletzungen und Übergriffe. Die permanente Belastung durch Krieg oder durch eine unverhältnismäßige Staatsführung gehört auch in diese Auflistung. Diese Dinge zerfressen uns innerlich und machen uns krank, wenn sie eine chronische Belastung darstellen.

Es ist jedoch wichtig zu erwähnen, dass ein mental starker Mensch seine Schwingung so zu erhöhen vermag, dass er diesen genannten schädlichen Einflüssen kaum oder gar nicht mehr ausgesetzt ist. Lebt man in der Schwingung seines Herzens, ist man kaum empfänglich für Mobbing oder andere persönliche Verletzungen. Mit der Erhöhung des Bewusstseins und somit der Erhöhung der Schwingung, geht die Vermehrung der bis in die Zellen wirksamen Lichtphotonen einher, das macht einen Menschen weitgehend unantastbar und er wird weniger krank werden.

Das ist der Weg des erwachenden, bewussten Menschen, auf dem wir uns alle, die wir uns mit diesem Gedankengut beschäftigen, befinden. Um diesen Weg zu gehen, unterstützt uns ein Organ in unserem physischen Körper ganz besonders: die *Zirbeldrüse*.

Die Zirbeldrüse eines Kleinkindes besitzt noch in etwa die Größe einer Walnuss, bei Erwachsenen kann sie auf die Größe einer Erbse zusammenschrumpfen. Dank der Zirbeldrüse besitzen Kinder noch die Fähigkeit, sich in anderen Welten aufzuhalten und zu träumen. Kinder sind voller Inspiration, Fantasie, Kreativität und Lebendigkeit.

Die Zirbeldrüse verstoffwechselt einerseits das von *oben* kommende Licht, andererseits wirkt sie bis tief in den Hormonhaushalt und den Hirnstoffwechsel des Körpers hinein. Die Zirbeldrüse setzt unzählige Neurotransmitter, somit Glückshormone wie Serotonin und Dopamin frei. Wie wir erfahren haben, wirkt sich das neuronale Netz auch immer auf das Immunsystem und die Psyche aus. Weiterhin ist die Zirbeldrüse für die Regulation des Schlaf- Wachrhythmus und für die Fähigkeit des *luziden Träumens*[55] verantwortlich.

Warum schrumpft die Zirbeldrüse eines erwachsenen Menschen? Den einen Grund finden wir in der Abwesenheit einer spirituellen Praxis, wie die der Kontemplation, Meditation und des Yoga. Der weit wesentlichere Faktor ist jedoch die Verkümmerung und Verkalkung der Zirbeldrüse durch die genannten chemischen und energetischen Umweltbelastungen. Auch falsche Ernährungsgewohnheiten spielen eine Rolle. Die Atrophie der Zirbeldrüse ruft Sinnlosigkeit, Depressionen, Schlafprobleme und die Verschüt-

55 Ein Klartraum, über den man sich bewusst ist und den man bewusst steuern kann.

tung unserer spirituellen Ressourcen hervor, die wir wiederum mit belastenden Medikamenten „bekämpfen“ müssen. So entsteht ein Teufelskreis.

Eine weitere bedenkliche Tatsache ist, dass wir durch eine zu wenig stimulierte Zirbeldrüse unseren gesunden Menschenverstand und unsere Selbstbestimmung verlieren, und so zu funktionierenden Schafen der herrschenden Systeme werden können.

Durch diätische Maßnahmen wie das Weglassen von Fluor und mit Umweltgiften belasteter Nahrung können wir die Zirbeldrüse wieder stärken. Eine regelmäßige meditative und auch mediale Praxis lässt uns wieder von der Licht verstoffwechselnden Zirbeldrüse profitieren.

Innere Ursachen

Eine langandauernde Disharmonie des inneren Wesens materialisiert sich und ruft früher oder später Krankheit hervor. Die Ursache kann im falschen Denken oder in einem kräftezehrenden emotionalen Aufruhr liegen. Auch braucht der Körper ausgiebigen Schlaf, genug Bewegung und gesunde Ernährung. Der physische Körper, die Gefühlsebene und die Mentalebene können nicht immer im selben Einklang fortschreiten. Manchmal gibt es einen Stillstand da, einen Fortschritt dort. Eine Dysbalance zwischen diesen Ebenen ist ebenso maßgeblich an Krankheit oder am Unwohlsein beteiligt. Krankheit ist die Sprache, die uns auf die notwendige Geduld oder das, was es auf der entsprechenden Ebene zu verwirklichen gilt, aufmerksam macht. Innere Harmonie wieder herzustellen hat erste Priorität und braucht manchmal einfach etwas Geduld, Rückzug und Innenschau. Ist der innere Konflikt gelöst, beginnen die Selbstheilungskräfte zu wirken.

Ein weiterer Grund, nicht gesund zu werden, ist die Weigerung sich mit den inneren Ursachen auseinanderzusetzen. Zu der Ursachenklärung gehört manchmal eine erweiterte Sicht auf vorgeburtliche Ursachen während der Schwangerschaft oder hin zu tief karmischen Ursachen, die in den Vorleben zu finden sind. Da das Bewusstsein mit dem Tod nicht endet, sind die gespeicherten Traumata in diesem Leben weiterhin wirksam. Verträge, Schwüre und Eide, ob sie innerlich oder äußerlich, mündlich oder auf Papier bekundet worden sind, behalten weiterhin über die Inkarnationen hinweg ihre Wirksamkeit, wenn sie nicht aufgelöst werden. Um wieder in den Fluss mit den entsprechenden Themen, wie zum Beispiel der Selbstbestimmung oder dem materiellen Wohlergehen, zu kommen, müssen sie neutralisiert werden.

Ein Zitat von *Der Mutter* betont, wie wichtig es ist, sich selbst zu erforschen und zu verstehen. Auf keinen Fall darf eine Krankheit in den Mittelpunkt gestellt werden und uns von unserem wahren Wesen wegführen. *Sri Aurobindo* führt dazu aus: „Krankheit wird unnötig verlängert und endet öfter als unvermeidlich, mit dem Tod, weil der Geist des Patienten bei der Beschwerde seines Körpers verweilt und sie damit unterstützt.“[56]

Auch geht es nicht darum, eine Krankheit über denselben Kamm zu scheren: „Keine zwei Krankheiten sind gleich, obwohl man die Krankheiten mit einem Etikett versieht und versucht, sie zu klassifizieren.“ Weiter führt *Die Mutter* aus: „Tatsächlich ist jede Person auf ihre eigene Art und Weise krank, wobei die Art der Krankheit von dem abhängt, was jemand ist,

56 Sri Aurobindo / Die Mutter: *Die Heilkraft des Yoga*. Grafing, 2018, S. 13.

sowie von dem Bewusstseinszustand und von dem Leben, das die Person führt."[57]

Eine weitere Ursachenebene von Krankheit finden wir in den systemischen Feldern einer Familie, einer Gemeinschaft, einer Rasse, eines Landes, eines Kontinentes, schlussendlich im Kollektiv der ganzen Menschheit. Mitgetragene Erlebnisse, Ereignisse und Traumata oder die unbewusste, manchmal auch bewusste Übernahme von Schuld und Sühne gilt es zu klären und aufzulösen. Dazu haben wir von den Überlebenden des zweiten Weltkrieges und des Holocausts viel erfahren.

Es gibt krankmachende Energien, die durch fremde oder selbstverursachte Verwünschungen oder Schwarzer Magie ausgelöst wurden. Bei solchen selbstzerstörerischen Prozessen ist man oftmals energetisch besetzt. Besetzungen seitens dieser seelenlosen Strukturen[58] sind eine nicht zu vernachlässigende Tatsache und können zu Krankheit führen. Besetzungen oder energetische Belastungen können auch durch verstorbene Seelen, die sich einen Wirt gesucht haben und immer noch erdgebunden sind, verursacht werden. Solche Belastungen sind schwerwiegend und man kommt ohne therapeutische Hilfe kaum an sie heran. Diese unglücklichen Seelen und Wesenheiten wollen nichts lieber, als erkannt und über die Tatsache, dass sie keinen physischen Körper mehr haben, aufgeklärt werden. Es muss ihnen einen Weg ins Licht eröffnet werden. In meiner Praxis ist es jeweils ein gnadenvoller Akt, wenn nicht aufgestiegene Seelen oder seelenlose Strukturen den Weg ins Licht finden und somit „alle Beteiligten" erlöst werden.

57 Ebd., S. 47.

58 Energetische Belastungen in der Aura durch den Umgang mit manipulativen Energien oder ausgelöst durch schwarze Magie.

Interventionen in diesem Bereich sind immer besonders berührend. Da Besetzungen in den energetischen Körpern stattfinden, stellt die Befreiung solcher Strukturen einen enormen Zuwachs an Lebensenergie für den Betreffenden dar. Auch hier könnte man sagen, Besetzungen erfolgen durch äußere Ursachen, aber es unterliegt dieser Tatsache eine Resonanz, die ein karmischer Lernprozesses sein kann.

Bemühen wir uns um eine regelmäßige Erhellung unseres Gemütes, um die Beruhigung unseres Geistes und darum, den inneren Zustand des Friedens zu erlangen, so sind wir für solche negativen Energien nicht mehr zugänglich. Im Gegenteil, einmal nicht mehr im eigenen Drama gefangen, werden wir selber zu Helfern und können den gebundenen Seelen die *energetische Jakobsleiter* zu ihrem Aufstieg zur Verfügung stellen.

Negative Wesenheiten

Bekämpfen, eliminieren, abwehren und zerstören – das sind kriegerische Worte, die wir für den Kampf unseres Körpers gegenüber Erregern benutzen. Es gibt unzählige, kleine aggressive Wesenheiten, die an vielen Plätzen lauern und darauf warten, uns zu besetzen. Unsere emotionalen Dramen laden sie förmlich dazu ein, uns zu besetzen. Die Wesenheiten führen dann Krieg in unserem Körper und multiplizieren sich ins Unendliche. Diese Tatsache öffnet Tür und Tor für Keime und Mikroben. Die Kleinstlebewesen können dann jahrelang in und um uns schlummern, bis sie plötzlich sehr gefährlich und aggressiv auf den Plan treten. Wenn zudem der Wirt feindlichen Kräften gegenüber offen ist, können die Mikroben lebensbedrohende Krankheiten auslösen.

Dazu erzählt uns *Die Mutter* ihre eindrückliche Geschichte, als sie 1919 in Japan lebte. Zu dieser Zeit wütete in Japan eine schreckliche Grippe, der Hunderttausende von Menschen zum Opfer fielen. Bei dieser Epidemie starben die Erkrankten am dritten Tag oder überlebten völlig geheilt. Wie man sich vorstellen kann, war die Panik immens.

Nachdem auch *Die Mutter* sich mit dem Krankheitserreger angesteckt hatte und hohes Fieber bekam, begann sie sich zu fragen, wo der Hintergrund dieser Krankheit lag. Sie zog sich zurück, um der Epidemie auf den Grund zu gehen. Am zweiten Tag ihrer Ansteckung sah *Die Mutter* ganz klar ein Wesen, in Militäruniform, mit einem zum Teil abgetrennten Kopf. Die Wesenheit stürzte sich auf *Mutters* Brust und wollte so ihre Lebenskraft in sich aufnehmen. Das Wesen wollte das ganze Leben aus *Mutters* Lungen heraussaugen. Es bleibt noch zu ergänzen, dass die Menschen bei dieser Epidemie an Lungenentzündung starben.

Die Mutter besann sich auf ihre Kräfte, und es gelang ihr, das Wesen zurückzuschlagen und aus ihrem Körper herauszulösen. Sie nahm wahr, dass diese Wesenheit mit einer geballten Energiewolke verbunden war. Es war die kollektive Energie von Soldaten des ersten Weltkrieges, die einen plötzlichen Tod erlitten hatten. Sie wurden so abrupt aus ihren Körpern geschleudert und realisierten nicht, dass sie gestorben waren und den Körper verloren hatten. Diese gesunden jungen Soldaten waren sich ihres Todes völlig unbewusst und bedienten sich deshalb an der Lebensenergie der Lebenden.

So verbrachte *Die Mutter* einige Tage in absoluter Ruhe und Konzentration, auf die befreiende Bewusstseinsarbeit jener unglücklichen Seelen ausgerichtet. Später wurde sie von einem Freund aufgesucht, der ihr mitteilte, dass es in den letzten zwei Tagen keinen einzigen neuen Krankheitsfall mehr gegeben hatte. Soweit zu *Mutters* Wirken zur Befreiung des kollektiven Feldes dieser unglücklichen Seelen über Japan.

Dazu stellt *Die Mutter* fest: „Offenbar ist das Bewusstsein wirksamer als ganze Packungen von Medikamenten!“[59] Weiter betont sie, wie wichtig es ist, in einem Krankheitsfalle sich ganz offen und ehrlich zu hinterfragen, ob da nichts mehr ist, was mit innerem Widerstand, sei es Trotz, Zorn, Eitelkeit oder Resignation, zu tun hat. Diese letzten Überbleibsel wollen gesehen und erlöst werden. „Dann gilt es die Kraft der spirituellen Läuterung einzubringen, die eine absolut aufbauende Kraft ist, so kann alles, was nur im Geringsten destruktiv ist, nicht überleben.“[60]

Das neue Bewusstsein in den Zellen

Jenseits von Richtig und Falsch liegt ein Ort,
dort treffen wir uns.

Rumi (1207–1273)

Die alten spirituellen Lehren behaupten, dass man den Körper verlassen muss, um wahre spirituelle Erfahrungen des All-Eins-Seins zu machen. „Der Körper ist zu langsam und hinkt in den Heilungsprozessen hintennach.“, „Er kann nicht folgen.“, sind Aussagen, die ich noch von meinen Ausbildungen her kenne. Sri Aurobindo und *Die Mutter* haben diese Meinung widerlegt. Der spirituelle Weg zeigt für sie in die umgekehrte Richtung, er führt

59 Sri Aurobindo / Die Mutter: *Die Heilkraft des Yoga*. Grafing, 2018, S. 28–32.
60 Ebd., S. 35.

in die Tiefe des Körpers, hinein in die Zellen, hinein in die kleinsten Atome der Materie, aus der wir geschaffen sind. Der Körper kann sehr wohl dem Bewusstsein folgen und dies auf der Stelle. „Der Körper ist die Grundlage, er manifestiert das Göttliche."[61] Es geht darum, das allumfassende Bewusstsein mit jeder einzelnen Zelle aufzunehmen und zu manifestieren. „Die kleine Zelle ist genau das, was man nicht vom Rest der Welt abtrennen kann: sie ist die ganze Welt, das Universum."[62]

Die Zellen sehen das, was wirklich ist, sie sind wie ein Kind. In ihrer ursprünglichen Natürlichkeit sind sie keinen mentalen Ausfluchten und Verirrungen unterworfen. Sie sind unmittelbare Responder auf die herrschenden Energien, respektive den momentanen Bewusstseinszustand. Die Zellen sind offene Resonanzkörper, die immer auf das reagieren, was ist. Selbstbetrug geht nicht, die Zellen sind in dem Sinne nicht manipulierbar.

Die Schwingung der Freude ist es, die das Bewusstsein in den Zellen weitet, es ist nicht das Strenge oder die Askese. Diese Qualitäten verhelfen in einem gewissen Maße, auf dem Weg zu bleiben, doch lauert immer die Lüge des Selbstbetruges im Hintergrund. Nur die Freude und Liebe lassen die Energie des Lichtes vollumfänglich in unsere Zellen fließen.

Werfen wir nochmals einen Blick auf das, was uns von dem Weg zum erwachenden, bewussten Menschen wegführt: „Neun Zehntel der Gefahr zu erkranken, rühren von der Angst her."[63] Angst kann tatsächlich im Kopf beginnen und später durch vegetative

61 Satprem: *Mutter.* Grafing 2014, Band II, S. 250 (Aussage von Sri Aurobindo).
62 Ebd., Band II, S. 294.
63 Ebd. S. 60.

Reaktionen im Körper gefühlt werden. Laut *Mutter* versetzen Ängste die Zellen in ein leichtes Vibrieren. Dieses *Zell-Vibrieren* kann zur Folge haben, dass ein Sportler den Körper während eines Wettbewerbes nicht mehr unter Kontrolle hat. Ängste öffnen zudem, aufgrund des Zusammenspiels von Psyche, Nerven und Immunsystem, Tür und Tor für Ansteckungen.

In einem weiteren Stadium rufen Ängste Symptome einer Krankheit hervor, diesen folgt dann eine reale manifeste Krankheit. Bei lebensbedrohenden Krankheiten und vor allem den großen kollektiven Angstfeldern, wie wir sie bei der sogenannten „Corona-Krise" gesehen haben, können Ängste bis zum Tod führen.

Wie können wir nun diese Ängste überwinden? Zuerst gilt es, sie als solche zu erkennen. Die Ursachen, die meist bei dem ängstlichen *inneren Kind* liegen, sind zu ergründen und das innere Kind auf den Heilungsweg zu führen. Ursachen können jedoch auch in karmisch erlebten Traumata liegen. Die angstauslösenden Umstände gilt es umzupolen und zurechtzurücken.

In einem zweiten Schritt gilt es, den inneren Persönlichkeitsanteilen Heilung, Liebe und Vertrauen zufließen zu lassen. Dazu dürfen sich die inneren Tore der Zellen und der Zwischenzellräume weit öffnen. Einmal auf Empfang, auf die Gnade des Seins ausgerichtet, können Transformation und Heilung ihren Verlauf nehmen. Es ist die Öffnung für den Ursprung aller Dinge, für die Natürlichkeit, die immer da war, in uns allen.

Heilung bedeutet immer Integration eines „verloren gegangenen" Seelenanteils. Ist dieser Seelenanteil wieder integriert, fühlt man sich als Persönlichkeit energetisierter, integrierter, runder und glücklicher mit sich selbst. In diesem Moment braucht man keine äußeren Stimulantien und Ablenkungen. Man ist eins mit sich und der Schöpfung.

Den Worten von *Der Mutter* zu diesem Thema entnehmen wir, wie wichtig für eine vollständige Heilung das Vertrauen in eine gnadenvolle höhere Macht ist: „Habt Vertrauen, seid guten Willens, und der Schutz ist euch gewiss." Weiter betont sie die Kraft der Ausrichtung in eine empfangende, spirituelle Haltung: „So empfangt ihr all das, und es hilft euch, gesund zu bleiben, die kleinen inneren Störungen zurückzuweisen, die *innere Ordnung* wiederherzustellen, so seid ihr gegen die kleinen Attacken und Unfälle gewappnet."[64]

Die Instanz, die Körper, Seele und Geist vereint, ist das Bewusstsein. Mit dem Bewusstsein können wir erfassen, was nötig ist, um die Diskrepanz der verschiedenen Ebenen auszugleichen. Mit dem Bewusstsein können wir erspüren, wo die Persönlichkeit an die Seele angebunden ist und wo nicht. Wir können erfassen, ob wir aus egoistischen Bewegungen oder vom Herzen her handeln. Ergo gilt die Aufmerksamkeit der Entwicklung eines höheren, weiteren und umfassenderen Bewusstseins. Wir werden zu diesem Bewusstsein, indem wir es mit jeder Zelle aufnehmen. Ein Bewusstsein, das tief in die Körperlichkeit hinein zielt und erst dann in die All-Einheit führt. Die Zelle ist quasi das Tor zum natürlichen göttlichen Bewusstsein. Ein Bewusstsein, das uns erst zum integralen Menschen werden lässt.

---

64 Ebd., Band II, S. 21.

Die Mutter (1897–1973)

Die Mutter initiierte zusammen mit ihrem spirituellen Lebensgefährten Sri Aurobindo den Aufbruch in ein neues Bewusstsein. Bei diesem neuen Bewusstsein geht es um einen revolutionären, neuen Zugang zu den Zellen. Unermüdlich „arbeitete" *Die Mutter* an sich selbst und erreichte nicht nur die absolute Abwesenheit von egoistischen Gefühlen und abwertenden Gedanken, sondern leistete zudem mit ihrer Persönlichkeitsentwicklung auch einen immensen Beitrag an das Kollektiv der Menschheit. Schlussendlich geht es um die zukünftige Möglichkeit, nicht nur Krankheit zu heilen, sondern das Bewusstsein mit der ganzen Schöpfung zu vereinen und so über den Tod des Körpers hinauszudehnen.

Die beeindruckende Mirra Alfassa erblickte, als türkisch-ägyptisch stämmige *Sephardin*[65], am 21. Februar 1878 in Paris das Licht der Welt. Schon als Fünfjährige konnte Mirra die Begrenzung ihres Körpers verlassen und lebte ein multidimensionales Dasein. Ihr Bewusstsein konnte an vielen Orten gleichzeitig anwesend sein, dies nicht nur räumlich, sondern auch zeitlich. Sie sah und hörte die Gespräche in den Nebenzimmern, nahm die planetare Atmosphäre und Geschehnisse auch an fernen Orten wahr.

Mirra erlebte die Natur in ihrer Gesamtheit. Sie nahm die Vibrationen, die Farben und die Düfte der Pflanzen, der Menschen und der Tiere wahr. Sie spürte die Formen und die Bewegungen in

65 Bezeichnung für die von der iberischen Halbinsel vertriebenen Juden (1492–1513), die sich später im osmanischen Reich und im Maghreb niederließen.

der ganzen Schöpfung. Sei es als Form, Klang, Farbenspiel oder Duft! Ja, sogar den Duft von verschiedenen Ländern konnte Mirra riechen und unterscheiden.

Unaufhaltsam von Kindesbeinen an trainierte sie ihren Geist. Mirra spürte, ob Gutes oder Bösartiges in der Luft lag. Eines Abends bemerkte sie eine ausgesprochen schädliche Substanz in der Atmosphäre: „Da war eine Energie, welche die Kraft hatte, die vitale Schwingung (die physisch-energetische Schwingung) vom stofflichen Körper zu trennen." Mirra „arbeitete" die ganze Nacht und versuchte dem Ganzen mit einer höheren Schwingung entgegenzuwirken – bis es ihr gelang, die Atmosphäre zu klären. Wenige Tage nach diesem Erlebnis berichteten die Zeitungen von chinesischen Atom-Tests in Nordindien. Mirra erinnerte sich bei dieser Meldung an den Geruch, der zu dem Zeitpunkt der Explosionen in der Atmosphäre lag und erfuhr so den tatsächlichen Grund ihrer geistigen Intervention.

Selbst während der Nacht blieb Mirra weitgehend bewusst. Sie hatte keine Zeit, in einen „narkotischen Schlaf" zu versinken. Bereits der Jugendlichen eröffneten sich durch das ununterbrochene geistige Wirken die Bewegungen der Welt und der vereinte Klang der Schöpfung. Ihr wurden die Existenz des Göttlichen und die Möglichkeit einer Vereinigung mit den Schöpferkräften schon sehr früh offenbart. Für Mirra gab es nur die eine Sprache, die *Sprache des Bewusstseins*. „Die Schwingungen der Schöpfung sind tatsächlich individuell und vielseitig, es gibt jedoch diese Alles-vereinende Sprache."[66]

66 Satprem: *Mutter*. Grafing 2014, Band I, S. 37.

Zusammen mit ihrem zweiten Ehemann reiste Mirra 1914 nach Pondicherry in Indien. Bei ihrer ersten Begegnung mit dem indischen Mystiker und Lehrer Sri Aurobindo erkannte sie den von ihr in einer Vision gesichteten *Krishna*[67]. Nach einigen in Japan verbrachten Jahren, siedelte Mirra Alfassa, jetzt *Die Mutter* genannt, 1920 in den Ashram Sri Aurobindos um. Von dieser Zeit an hat sie Indien nicht mehr verlassen.

Sri Aurobindo zog sich bald vollständig aus der Öffentlichkeit zurück und führte, bis zu seinem Tod im Jahre 1950, unermüdlich weltweite Korrespondenzen. Er übergab *Der Mutter* die volle Verantwortung für die Fortführung ihrer gemeinsamen transformativen Arbeit. Während seines Sterbeprozesses flossen die *supramentalen Kräfte*[68] Sri Aurobindos in den Körper *Der Mutter* ein. Sie stellte nun die irdische Verkörperung der weiblichen Schöpferkraft, die *SHAKTI* dar.

Nach Sri Aurobindos Tod oblag *Der Mutter* nun die doppelte Aufgabe, einerseits den wachsenden Ashram zu führen und Unterweisungen zu geben, andererseits an ihrer eigenen Transformation zu arbeiten. In ihrem Ashram führte sie unzählige Abendgespräche und leitete Meditationen an. Sie unterwies junge Schüler aus vielen Ländern, diese sollten den Geist der ganzen Welt repräsentieren.

Die allmächtigen Kräfte, die „verschlossen in den Zellen der Natur liegen", zu erschließen, darauf beruht *Der Mutters* ganzes Leben. Während der neunzig Jahre, ihres fünfundneunzig Jahre dauernden Lebens, wirkte *Die Mutter* ohne Unterbrechung für die Anhebung des kollektiven Bewusstseins der gesamten Mensch-

67 Indische Gottheit der Liebe und der göttlichen Freude.

68 Die Kraft des höheren Bewusstseins.

heit. „Ich dachte an nichts anderes, wollte nichts anderes, fand kein anderes Interesse im Leben und vergaß keine Minute lang, dass *Es* das war, was ich wollte.“[69]

Von 1960 bis zu ihrem Ableben 1973 führt *Die Mutter* wöchentliche Gespräche mit dem Franzosen Satprem. Dieser wird zu ihrem engsten Vertrauten, er dokumentiert die tiefgreifenden Gespräche mit *Der Mutter* und hinterlässt uns diese wertvollen Schriften.[70]

Unermüdlich erforschte *Die Mutter* die feinstoffliche Welt und suchte den Schlüssel zur Überwindung des eigenen Todes und den für die gesamte Menschheit. Das Bewusstsein *Der Mutter* dehnte sich weit hinein in das Kollektiv der Menschheit, wie auch in die geistige Welt. Manchmal war sie unfähig zu gehen, da ihr Hirn nicht mehr das menschliche Programm des Gehens abrufen konnte. Ihr Lebensmittelpunkt hatte sich aus ihrem eigenen Körper heraus verlagert, dorthin, wo sie gerade verweilte. Für ihren Körper gab es keine Grenzen mehr. Er war ausgebreitet in allem, was er tat und was ihn umgab. *Die Mutter* fand sich in allen Dingen wieder, in den Geräuschen, den Menschen, den Bewegungen, den Empfindungen, in den Düften – in allem.

Die alltäglichen Pflichten, der Unterricht für die Kinder, die Beantwortung von Korrespondenzen, waren für sie unendlich störend und anstrengend, trotzdem kämpfte sie bis zum Ende. Sie schluckte alles, was die Menschen in ihren Ashram trugen, sie schluckte aber auch die politischen Spannungen und die Unruhe in der Welt. Alle Schwingungen dieser Erde gingen durch ihren Körper – durch ihre Zellen. Sri Aurobindo und *Die Mutter* sind

69 Satprem: *Mutter.* Grafing 2014, Band I, S. 31.
70 Ebd., Band I–III.

noch eines körperlichen Todes gestorben. Beide haben jedoch den Weg für den *Neuen Menschen*, mit dem Zugang zum universellen Bewusstsein über den Tod hinaus, eröffnet.

Persönlich durchlief Mirra Alfassa, später *Die Mutter*, den ganzen weiten Weg von der Ich-Bezogenheit hin zur Unpersönlichkeit, bis hin zur Universalität, zur Allverbundenheit – hin zum *Sein*. Ihre Erfahrungen berühren die Ebene, auf der Leben und Tod aufeinandertreffen. Den Schlüssel zur Verwandlung fand sie in den Zellen und in der Verschmelzung von Leben und Tod zu dem wahren Zustand des Seins.

Das emotionale Drama

Wollen wir höheres Bewusstsein erlangen, müssen wir zuerst die Filter unseres physischen Körpers, unserer Gefühle und unserer Gedanken reinigen und klären. Dann werden wir offen für die göttliche Gnade und Offenbarung. Das bedeutet, in das praktische Leben umgesetzt, ein stetiges Wahrnehmen unserer „Bewegungen" auf allen drei Ebenen. Jedoch kein Steckenbleiben in den jeweiligen Dramen.

Identifizieren wir uns vollständig mit einer Krankheit, so werden wir zu dieser Krankheit und leben fortan in den Fängen ihres Dramas. Jede Praxis kennt Patienten, die aus unerklärlichen Gründen immer wieder mit einer neuen Geschichte und den dazugehörigen Beschwerden auftauchen. Sie sind Meister ihrer eigenen Dramen und bewegen sich in einer gefährlichen Abwärtsspirale. Damit öffnen sie sich für alle möglichen Komplikationen und für diverse Nebenschauplätze der ursprünglichen Krankheit. Der weise Patient aber lässt immer ein anderes Türchen offen, hinter dem ein ruhiges, warmes Licht des Friedens und der Ruhe existiert, dieser

Ausweg ist immer zugänglich. So wie bei den Kindern klar erkenntlich, kann diese tröstende Energie wahre Wunder bewirken und die Krankheit plötzlich zweitrangig werden.

Wir alle kennen Situationen, in denen wir uns von emotionalen und von körperlich kräftezehrenden Prozessen erschöpfen lassen. Sobald jedoch die seelische Harmonie zurückkehrt, verfliegt diese Erschöpfung augenblicklich. Alles kehrt wieder an seinen Platz, in die natürliche Ordnung zurück. Dazu sagt uns *Die Mutter*: „Es ist keine Macht, die überwältigt oder verteidigt oder schützt, sondern eine Macht der Ordnung, die alles richtet, wie es wirklich ist. Die Wiederherstellung des Natürlichen!“[71]

Aus dem Käfig der mentalen und emotionalen Dramen auszusteigen bedeutet, eine akzeptierende, offene, ja sogar eine neutrale Haltung gegenüber den täglichen Beschwernissen einzunehmen. Mit Gleichmut im Leben zu stehen und keine Mauern hochzuziehen. Keine Anklammerungen an veraltete, unnütz gewordene Konzepte. Offen werden, wie die Kinder. Immer wieder aufs Neue mit dem Feuer der Begeisterung und des Lebens angezündet werden. Das alles ganz spontan, im Hier und Jetzt: Keine Verausgabung, keine Resignation, sondern pure Lebensfreude.

Eine von mentalen und emotionalen Umkleidungen befreite Welt ist eine Welt im Urzustand der göttlichen Ordnung. Der wiedergewonnene Seins-Zustand, der natürliche Urgrund der Welt ist schlussendlich der Zustand der Liebe, die alles zusammenhält.[72] Das wiedergewonnene Paradies auf Erden.

---

71 Ebd. Band II, S. 229.

72 J. W. v. Goethe: Die Liebe ist es, „was die Welt, im Innersten zusammenhält“, *Faust l.*

Die Transformation des Mentals[73]

Ein unbewusster, ungeklärter und sehr materiell orientierter Mentalkörper hält uns fest in seinem Griff. Er übt zudem ungeheure Macht auf uns und unser Leben aus. Er flüstert uns ständig korrigierende und destruktive Worte zu. Das Resultat ist mangelhaftes Vertrauen ins Leben und in uns selbst. Der unruhige Geist macht uns glauben, die Anhäufung von materiellen Dingen mache uns glücklich. Er will größer, besser, höher, mehr! Das alles, um sich gewissen Ängsten nicht zu stellen?

Zweifel und Ängste sind die großen Verhinderer einer stabilen Gesundheit. Wenn es zudem innerlich dauernd leiser oder lauter flüstert: „Pass auf, du könntest, im doppelten Sinne, (ab)stürzen!" „Tu dies nicht, das ist gefährlich!" „Pass auf, du fängst dir eine Erkältung ein!" Die Dauerberieselung des mentalen Geflüsters vergiftet, verklebt und verschleiert unsere Lebensenergien. Unzählige Krankheiten werden auf diese Weise hervorgerufen. *Die Mutter* konnte die mental verursachte Unordnung bei den Menschen wahrnehmen: „Ein Krebs oder ein Zusammenbruch wurzelt in diesem stetigen inneren Geflüster und braucht manchmal Jahre, bis er ausbricht." „Es ist schwindelerregend, den Tentakeln einer Krake gleich, die sich heimlich um die Zellen winden."[74] Diese „entartete Substanz", wie *Die Mutter* sie nannte, galt es, durch ein ununterbrochenes Training des Bewusstseins zu entkräften.

Nach *Der Mutter* bildet sich das aufgeblasene, mental orientierte Bewusstsein unter dem Druck der Hindernisse des Lebens. Der Druck der ausgetragenen Kämpfe und Schmerzen lässt dieses ma-

73 Die Ebene der Gedanken und des Verstandes.

74 Satprem, *Mutter.* Grafing 2014, Band I, S. 166.

terielle Mental entstehen: „Es (das Mental) wurde sozusagen von diesen Dingen *ausgearbeitet*, was eine geradezu pessimistische, defätistische Prägung hinterließ, und dies ist gewiss das größte Hindernis.“[75]

Gott sei Dank haben wir Menschen einen „großen Durst“ herauszufinden, wie wir ins wirkliche, lebendige Leben gelangen. Spannenderweise liegt die Lösung in den Hindernissen selbst. Die komprimierende Kraft der Hindernisse gilt es zu „durchlichten“. Es ist nicht förderlich, vor ihnen zu fliehen oder sich selbst zu belügen.

Auch wenn unsere Mentalebene geklärt ist, wenn toxische Gedanken durch erbauende ersetzt worden sind, reichen Bemühungen auf der mentalen Ebene allein nicht aus. Positive Gedanken und Visualisierungen helfen uns auf diesem Weg, sind aber nicht die Endstation des Entwicklungsweges. Um größere Ziele zu erreichen, braucht es das Vertrauen in die Gnade der übermenschlichen höheren Mächte. Vertrauen hilft auch im Bezug zu Krankheit und für die Wiederherstellung der Gesundheit unseres Körpers. Dazu lehrt uns *Die Mutter*: „In eurem Körper gibt es subtile Reaktionen, die einem mentalen Entschluss nicht Folge leisten, das genügt nicht.“ „Es braucht eine höhere Macht als die des Mentals. Man muss vom Mental in den Bereich des Glaubens oder des höheren Bewusstseins fortschreiten, um mit Sicherheit handeln zu können.“[76]

Weiter führte sie aus, dass man mit einem tiefen Glauben wesentlich stärker auf seine Selbstheilungskräfte einwirken kann,

---

75 Ebd., S. 167.
76 Sri Aurobindo / Mutter: *Die Heilkraft des Yoga*. Grafing, 2018, S. 94.

als wenn man nur rein mental ausgerichtet ist, dazu stellte sie fest: „Hier ist ein Mann mit einer großen Verwirklichung, eine außergewöhnliche Person und doch ist er Sklave ganz kleiner physischer Dinge, während dieser so einfache, ungeschliffene Mann, der aber einen großen Glauben hat, wie ein Eroberer durch Schwierigkeiten und Hindernisse hindurchgeht!“[77]

Vertrauen aufzubauen, Gedanken und Gefühle zu klären und Heilung zu visualisieren sind wertvolle persönliche Bemühungen. Sie wollen aber immer auch in einen höheren göttlichen Dienst gestellt werden. All dies ist mit einer Haltung der Hingabe an die göttliche Gnade zu tun. Schlussendlich obliegt das Ergebnis immer der Macht des Göttlichen.

Diese Haltung und Lebensführung vermag laut *Der Mutter* die Tore bis tief in die Zellen des Körpers hinein zu öffnen. Förderlich wäre es, Glauben und Vertrauen schon in jungen Jahren zu entwickeln und niemals damit aufzuhören. Das bedingt eine Erneuerung unseres Schulsystems und unseres medizinischen Systems, das immer noch auf „Angstmache“ und Vorsichtsmaßnahmen ausgerichtet ist. Eine tiefe Verbindung mit der Natur ist förderlich für die Vertrauensbildung. Menschen mit einem gesunden Urvertrauen haben einen natürlicheren Umgang mit Krankheit und rennen nicht wegen jeder Unbill zum Arzt.

Jede selbst geheilte Unpässlichkeit, ja sogar die Heilung von Tumoren und schwerwiegenderen Krankheiten festigt die Gewissheit, dass Krankheiten sich von selbst auflösen können. Dazu kann ich von einem Fall aus meiner Praxis berichten, in dem

---

77 Ebd., S. 94.

bei Verdacht auf einen malignen Tumor in der Brust eine Operation zur abklärenden Gewebeentnahme geplant war. Wenn diagnostisch der Verdacht einer Zellveränderung oder sogar eines Tumors erhoben wird, ist es angezeigt, mit dem Arzt über die Dringlichkeit des Eingriffes zu sprechen. Meine Klientin erhielt drei Monate Aufschub, bevor der chirurgische Eingriff vorgenommen werden musste. Es ging bei ihr um einen eventuell entarteten Knoten in der linken Brust. Bei einer therapeutischen Sitzung tauchten wir tief in das Zellbewusstsein des Knotens ein und konnten dort gespeicherte emotionelle Dramen auffinden. Wir „bearbeiteten“ diese Belastungen und die Zellen öffneten sich für Heilung. Meine Klientin erkannte ihre Opferhaltung und änderte ihr Verhalten, um nicht mehr in die Falle des Opfer-Daseins zu treten. Es folgte eine ärztliche Nachkontrolle – der Tumor war nicht mehr auffindbar. Dadurch erübrigte sich der chirurgische Eingriff.

Die Macht des Bewusstseins

Eine Welt, die mir entschieden sehr vernünftig erscheint.
Das ist die nächste Welt. Die Welt der bewussten Materie.
Wir müssen die Gesetze der nächsten Welt erlernen.

Die Mutter

Auch wenn es nicht so scheint, die derzeitige Erhöhung der Schwingung auf unserem Planeten lässt die Bedingungen für eine Weiterentwicklung so gut wie noch nie aussehen. Immer mehr Menschen erwachen und sind offen für neue Wege. Kaum jemand kann die Existenz der feinstofflichen und geistigen Welt noch verleugnen. Die Menschen sind müde geworden vom Kämpfen und möchten mit einer anderen Sichtweise auf die Welt blicken. Mehr

Freiheit und Lebensqualität sind gefragt. Das quantitative Denken und die Befriedigung durch Gier ist ein Auslaufmodell.

Trotzdem ist noch viel zu tun für das kollektive Bewusstsein. In dem Moment, wo ich diese Zeilen schreibe, wird in der Schweiz mit einer Volksabstimmung ein Gesetz angenommen, das leider noch in eine andere Richtung zeigt. Organe dürfen ab 2024 entnommen und transplantiert werden, wenn nicht ein gegenteiliger schriftlicher Widerspruch dazu vorliegt.

Zu diesem Thema passend kann ich aus eigener Erfahrung berichten. Vor vielen Jahren hatte ich in einer Therapiesitzung eine Schau in ein Vorleben im alten Ägypten. In meinem aktuellen Leben ging es darum, den eigenen Raum einzunehmen, ihn mir nicht einschränken zu lassen. Zu diesem Thema fühlte ich körperlich eine starke Beengung in der Brust, die Atmung fiel mir extrem schwer. Eine voreilige Organentnahme hinterließ ein Trauma im Zellbewusstsein meiner Lunge. Die Organe wurden damals, nach ägyptischem Brauch, entnommen, konserviert und in Amphoren abgelegt. Das geschah für mein Organbewusstsein alles viel zu plötzlich. Ich verlor die Orientierung, was typisch ist für ein traumatisches Erlebnis. Meine Lunge barg dieses Trauma über den Todeseintritt hinaus, bis ins jetzige Leben hinein. Die Organkonservierung war eine gängige Technik im alten Ägypten. Ich erinnere mich an einen Aufenthalt in Luxor vor ein paar Jahren, wo mich dementsprechende Dokumente und Bilder mächtig in ihren Bann gezogen haben. Nun zeigte sich der wahre Grund dieser Resonanz. Während meiner Therapiesitzung benötigten die Lungen viel guten Zuspruch. Ein Verzeihungsritual und Heilenergie waren nötig, um wieder Raum einnehmen und durchatmen zu können.

Eine völlig andere Situation ist eine bewusste Organspende aus Liebe. Ich kannte eine Frau, die ihrem Ehemann eine Niere spendete. Mit einer entsprechenden energetischen Vorbereitung und einer liebenden Verbindung zwischen Spender und Empfänger kann eine solche Organ-Transplantation weit weniger traumatische Spuren hinterlassen.

Zurück zu den Erkenntnissen *Der Mutter*: Der Schlüssel für das allumfassende Bewusstsein des *Neuen Menschen* liegt für sie im Mikrokosmos der Zelle. „Das ganze Universum lässt sich in einer Zelle einfangen.“ Nach ihrer jahrelangen Bewusstseinsarbeit kam sie zu dem Schluss: „Es ist alles ein und dasselbe Ding, es ist die gleiche Bewegung!“ Universum und Zelle sind identisch. „Die Menschheit entwickelt sich nicht weiter, indem sie das All erforscht – das Große beginnt im Kleinen!“[78] Die Zelle ist das Abbild des Kosmos!

Eine geistig, religiöse Ausrichtung, die Jahrhunderte lang das höchste Bestreben der Menschheit war, stellt für *Die Mutter* ein Auslaufmodell dar. Sie verstand das „Neue“ nicht mit ihrer Intelligenz, nicht mit ihrem Kopf, sondern mit ihrem Körper, genauer gesagt mit den Zellen ihres Körpers. „Alles ist da, wir müssen die Dinge nur anders betrachten.“ Weiter führt sie aus: „Solange wir unseren Blick auf den Himmel oder die falsche Materie heften, werden wir nichts davon verstehen und sehen; wir befinden uns mitten im schieren Wunder, ohne es zu sehen.“[79]

Nach den revolutionären Erfahrungen von Sri Aurobindo und *Der Mutter*, werden die großen Wendepunkte der Evolution

78 Satprem: *Mutter*. Grafing 2014, Band I, S. 166.
79 Ebd., Band II, S. 123.

nicht durch die Entwicklung eines abgehobenen Bewusstseins herbeigeführt, sondern durch den präziseren Blick auf das, was schon immer da war. Einen Blick, der hinein in das Wunderwerk des eigenen Körpers führt. Weit entfernt von einem lieblosen Umgang mit demselben, weit entfernt von der Sichtweise, dass der Körper eine funktionierende Maschine darstellt. Die Formel Einsteins, Materie gleich Energie ($E = mc^2$), müsste in die neue Gleichung: *Materie = Bewusstsein* umgeschrieben werden. Es ist die Wahl oder die Entscheidung des Bewusstseins, die der Materie Energie und Form verleiht und somit die Dinge entstehen lässt.

Ein zu abgehobenes spirituelles Streben, wie es seit dem New Age der 1960er Jahre oft missverstanden wird, ist demgemäß nicht zielführend und ähnelt in einer gewissen Weise den mentalen Konstrukten der Religionen. Der einzige Weg, der nicht einfach konsumiert werden kann, sondern wahrer Tiefe bedarf, ist der *mystische Weg.*

Demgegenüber stehen die eher manipulativen Kräfte der Magie. *Die Mutter* erklärte diese mentalen magischen Kräfte als *aufgezwungene Kräfte.* Sie wirken nicht wirklich nachhaltig transformierend. „Die Materie wird dadurch nicht wirklich berührt, nur mundtot gemacht.“ „Der Schlüssel muss in der Materie selbst aufgestöbert werden – im rein Natürlichen, das letzten Endes das einzig große Wunder der Welt ist.“[80] So hatte *Die Mutter* selber auch jahrelang die Auswirkungen eines infektiösen Moskitostiches nur magisch unterdrückt, zwanzig Jahre lang, und plötzlich tauchte die Filariose, das übermäßig angeschwollene Bein, wieder

80 Ebd., S. 174.

auf. Ganzheitliche Heilung erfuhr sie einige Jahre später, innerhalb von Sekunden, mit dem gefundenen Schlüssel zur Transformation ihrer Zellen.

Der Nebel des dumpfen Geistes, der Schleier der Unbewusstheit ist zu lüften und das klare Licht eines ehrlichen und natürlichen, erwachenden Geistes ist durch alle Zellen und Organe – durch den ganzen Körper – strahlen zu lassen. Das wahre Licht gilt es zu erfassen und nicht mehr in die Dunkelheit hinabzustürzen. Mit dem ganzen Sein zu erstrahlen, bedingt eine Öffnung ins Unbekannte. Es bedarf das Sprengen der eigenen limitierenden Begrenzungen. Transformation entsteht durch die Macht der Liebe, die jeglicher Angst entbehrt, etwas falsch zu machen. Dann kann der Wille ausführen, was die Liebe initiiert.

So werden wir Schritt für Schritt bereit für die Transformation in eine neue Welt der bewussten Materie. Dieses Bewusstsein wird uns über das Persönliche und über den Tod des physischen Körpers hinausführen.

Wird diese neue Sichtweise im Kollektiv der Menschheit verankert – können wir Berge versetzen.

Das reine Bewusstsein der Kinder

Kinder bergen noch viele Potenziale, die wir als Erwachsene verloren haben und erst wieder hart erlernen müssen. Von der Hirnforschung wissen wir über die Genialität der Kinder im Vorschulalter, über die Kinder, die noch keine mentale „Verbiegung“ erlebt haben. Wenn sie möglichst viele Erfahrungen in der Natur machen können, sind sie weitaus inspirierter, vernetzter und bewusster als mancher Erwachsene. Ihre Wahrnehmungsfähigkeit der geistigen energetischen Welt ist noch eine natürliche Gabe. Ihre Lust zu lernen und ihre Kreativität sind noch ungebremst. Gerade jetzt wieder entsteht bei vielen Eltern der Wunsch, ihren Kindern eine alternative Schulbildung zukommen zu lassen. Eine Pädagogik, die keine Erziehung mehr darstellt, sondern die natürlichen Anlagen der Kinder fördert.

Die Mutter wusste um die Kapazitäten der Kinder, sie unterrichtete diese in ihrem Ashram. Nach ihrer Vision waren die Kleinen die Samen eines höheren kollektiven Bewusstseins des ganzen Planeten, deshalb kamen sie von überall her nach Indien. Es bleibt zu erwähnen, dass zu dieser Zeit Kinder in Europa noch mancherorts körperlich und seelisch ausgebeutet wurden.

Satprem beschreibt eine Geschichte über die medialen Fähigkeiten der Kinder: Es war im Jahr 1958, die kleinsten Kinder um *Mutter* begannen plötzlich „Dinge" zu sehen. Eines der Kinder fragte *Mutter,* wieso sie die Körperform eines normal Sterblichen annahm? Der Junge sah *Mutters* strahlenden und riesigen energetischen Körper als ihren wahren Körper an. So stellte das Kind die Frage: „Warum bist du nicht gekommen, wie du *wirklich* bist?" *Mutters* erhellende Antwort dazu war: „Wäre ich nicht so gekommen, wie ihr seid, hätte ich dir nie nahe sein können und dir nie sagen können: werde so wie ich."[81]

81 Ebd., S. 129.

Die neue Realität jenseits des Todes

Die großen Sterne glühen von meinem unablässigen Feuer.
Leben und Tod dienen ihm als Brennstoff.
Das Leben allein war mein blinder Versuch zu lieben:
Die Erde sah meinen Kampf, der Himmel meinen Sieg.

Savitri 10.3.638, Sri Aurobindo

So wie das Ziel des Samens der gesamte Baum ist – ist das Ziel der Evolution das erwachte Bewusstsein. Der Tod kann nicht das Ende sein. Er hat bei einem permanent bewussten Zustand keinen Existenzgrund mehr. Nach Sri Aurobindo und *Der Mutter* führt das erwachte Bewusstsein über den Tod hinaus und löst ihn somit auf. Sind die Grenzen gesprengt und das universelle Bewusstsein erreicht, löst es sich nach dem Tod nicht im Vergessen auf. Es trägt das Wissen besonderer Begabungen und Erinnerungen in das nächste Leben hinein. Warum können fünfjährige Kinder sehr anspruchsvolle klassische Musik technisch und musikalisch perfekt spielen? Dieses Talent kann niemals in nur zwei Jahren erreicht werden, es ist die musikalische Erinnerung in den Zellen. Diese Kinder wirken bei ihrem Spiel kaum angestrengt, hingegen sind sie sehr verbunden und schöpfen aus dem Universum.

In der westlichen Gesellschaft müssten wir als ersten Schritt den Tod enttabuisieren. Dann können wir uns auf den Weg der Transformation begeben und ihm die Bedeutung zukommen lassen, die der Tod wirklich darstellt, nämlich einen Übergang in eine andere Daseinsform. Dann wird es den Tod in unserem Sinne nicht mehr geben. Unser Verständnis von Leben und Tod wird sich radikal verändern. Sterben kann kein verlorener Kampf mehr sein. Alter und Tod könnten im neuen Bewusstsein an Bedeutung verlieren, da sie nicht mehr angstbesetzt sind und somit keinen Sinn mehr ergeben. Dann wären sie überwunden.

Wenn das neue Goldene Zeitalter anbricht, wird das integrale Bewusstsein seinen Platz im Kollektiven gefunden haben und fest verankert sein. Die unbegrenzten Möglichkeiten erfassen wir schon annähernd in unseren bewussten Träumen, die wir beliebig steuern können. Alles wird möglich.

Der zukünftige Mensch wird verinnerlicht haben, dass ihn ungelöste innere Konflikte und emotionale Belastungen sowie falsche mentale Dauerschleifen krank machen. Sein Fokus wird auf Empathie, Respekt und Liebe für alle Lebewesen ausgerichtet sein.

Die Welt der Gesundheit wird komplett anders strukturiert und aufgebaut sein. Die Chirurgie wird mentale Techniken einbeziehen und immer weniger invasiv sein. Viele Krankheiten wird es mit den neuen Erkenntnissen gar nicht mehr geben. Eine Grundbedingung ist der Zugang zu sauberem, nicht fluoriertem Wasser, aber auch eine vitalstoffreiche Ernährung mit der Wiederherstellung der gesunden Böden. Solange dies nicht gewährleistet ist, müssen wir uns mit Wasserfiltern und dem Substituieren mit Nahrungsergänzung behelfen. Natürliche Heilmittel werden den Körper und seinen Stoffwechsel ohne Nebenwirkungen unterstützen und regulieren.

Der erwachte Mensch wird sich mit seinen inneren Fähigkeiten zum größten Teil selbst heilen können.

Das Gleichgewicht zwischen Körper, Seele und Geist zu erreichen, wird ein zentrales Anliegen sein. Die Tore zu inneren Visionen, die aus der Tiefe der Seele kommen, werden durch einen gesunden Körper und Geist weit offen stehen. Wir werden wieder luzid träumen können und somit fähig sein, unser Unterbewusstsein zu erforschen und zu ordnen.

Die Menschen werden so ihren wahren Lebenssinn gefunden haben, nämlich das Leben auf dem Planeten zu respektieren und zu ehren und ihr Leben in Freude zu zelebrieren. Das Paradies auf Erden zu bringen. Das ist das Manifest der Zukunft.

„Wenn es einzelnen Menschen wie *Mutter* gelungen ist, ihren Körper tiefgreifend zu transformieren – dann vermögen es in letzter Konsequenz alle!“[82] Die Zellstruktur spiegelte für *Die Mutter* die Struktur des Universums. Somit stellt eine Veränderung des Zellbewusstseins im Einzelnen auch eine Veränderung des Universums und umgekehrt dar. Beiden unterliegt der natürliche Prozess des Fortschreitens und der Evolution.

Die auftretenden Hindernisse selbst sind es, die diesen Weg ins Erwachen erschaffen. Die wohl größte Herausforderung der Menschheit ist der „Glaube“ an den Abbau des Körpers und den folgenden Tod zu überwinden. Es wird kaum mehr „gesund“ gestorben. Das erste Ziel wäre, den Körper bewusst loszulassen und verlassen zu können. Wäre es nicht wünschenswert und vorstellbar, ohne Verlust des Bewusstseins, in die geistige Welt eintreten zu können? Durch zahllose Berichte von Menschen mit Nahtod-Erfahrungen wissen wir, dass sich die Seele und das

82 Katarina und Peter Michel: *Das universelle Heilungsfeld.* Grafing 2016, S. 99.

Bewusstsein, einmal nicht mehr im Körper gefangen, in unendliche wundervolle Räume ausdehnen kann. Dort geht der Prozess des Wachstums und der Evolution weiter. Warum also in einem weiteren Evolutionsstadium den Tod nicht überwinden? Dieser Tatsache waren sich *Die Mutter* und Sri Aurobindo gewiss. Für sie war „der Tod nicht das Gegenteil des Lebens, kein Phänomen der Zellen, sondern ein Leben, das schlecht fließt".[83]

Beide, *Die Mutter* und Sri Aurobindo haben das Mysterium des Todes erforscht und die Möglichkeit eines bewussten Lebens über den Tod hinaus initiiert. Mit diesen Aussichten könnten wir unsere Zellen dauernd jung erhalten und der Körper müsste nicht mehr dem Prozess des Alters unterliegen. Alter und Krankheit wären inexistente Worte in der neuen Zeit.

Nach *Der Mutter* nimmt man die Zellerinnerung mit in den Tod, somit in das unsterbliche Zellbewusstsein. Für das Zellbewusstsein selbst ist der Tod nicht existent. „Der Körper muss lernen, den Tod zu vergessen – er vergisst und der Tod existiert nicht mehr." Weiter führt *Die Mutter* aus: „Sich des Todes bewusst zu werden, heißt zu sterben."[84]

Schlussendlich geht es nicht mehr um Leben oder Tod, sondern um Unbewusstheit oder Bewusstheit. Hier liegt die wahre Macht. „Man kann auf dieser Seite tot sein und dabei vollkommen lebendig auf der anderen Seite sein."[85]

Es geht darum, Leben und Tod zu *Einem* zu verschmelzen. Es ist

---

83 Satprem: *Mutter*. Grafing 2014, Band II, S. 284.
84 Ebd., S. 286.
85 Ebd., S. 390.

kein Sieg über den Tod, sondern die Umwandlung in einen dritten Zustand. Dann wird dieser noch vor einem in der Zukunft liegenden *Etwas* eintreten. Das *Übernatürliche* wird dann natürlich sein.

Die mentale Reinigung von allem, was mit Schwäche, Krankheit und Tod zu tun hat, erinnert mich an die Tatsache, dass nur mit Hilfe eines gesteigerten Bewusstseins „unmögliche" Ziele erreicht werden können. Denken wir an das Extrembergsteigen, an die Hochseilkunst und an subtile Kampfsportarten. Sie können nur mit der Kraft des Geistes bewältigt werden.

Wir sind wieder sehr sensibel geworden, auf vom Staat auferlegte Repressalien. Jetzt ist es an der Zeit hinzuschauen, wo wir uns selbst begrenzen. Äußerlich haben wir die Grenzen des Machbaren erreicht, fliegen zum Mond, landen auf dem Mars, die Erforschung unseres Innenlebens birgt jedoch noch viele Geheimnisse. Dieser Weg birgt noch sehr viel Potenzial. Wie wenig wir Menschen unsere angelegten Potenziale tatsächlich leben ist erforscht, aber kaum vorstellbar. Es bleibt uns, den Weg der unbegrenzten Möglichkeiten zu betreten und ihn Schritt für Schritt zu gehen.

JETZT.

Ich lebe mein Leben in wachsenden Ringen,
die sich über die Dinge ziehn.
Ich werde den letzten vielleicht nicht vollbringen,
aber versuchen will ich ihn.

Ich kreise um Gott, um den uralten Turm,
und ich kreise jahrtausendelang;
und ich weiß noch nicht:
bin ich ein Falke, ein Sturm
oder ein großer Gesang.

Rainer Maria Rilke (1875–1926)

Die Autorinnen

Regula Zwicky, geb. 1955, lebt am Bodensee und führt ihre eigene Praxis für Persönlichkeitsentwicklung und psychologische Begleitung. Sie ist Dozentin für Bach-Blüten-Therapie und transpersonale Psychologie. Schon im jungen Alter hat sie sich ein fundiertes Wissen in diversen alternativen Heilmethoden und in Spiritualität erworben. Sie hat ein Studium in Psychosynthese und Transpersonaler Psychologie abgeschlossen. Ihre berufliche Basis hat sich die Autorin als medizinische Radiologie-Fachfrau erworben. Ihre Tätigkeit als Flight Attendant führte sie in viele Länder und zu verschiedenen Kulturen. In allen diesen Berufsjahren hat sie ein breites Wissen und eine tiefe Menschenkenntnis gesammelt.

Weiterführende Informationen über die Autorin und ihrer Tätigkeit finden Sie unter:

www.terrafloris.ch

Barbara Bärlocher, geb. 1972, stammt aus einer naturheilkundigen Familie aus dem schweizerischen Appenzellerland. Schon früh faszinierten sie die Natur und die Menschen. Sie wuchs in einer Familie auf, in der die Fakten für den Verstand und die Mystik für das Herz galten.

Barbara verbrachte viel Zeit in der Praxis ihrer Eltern. Sie genoss die Atmosphäre des Praxisbetriebes und den Geruch der pflanzlichen Medikamente. Ihr Vater zeigte und klärte sie als Naturheilpraktiker über die holistischen Zusammenhänge im Menschen auf. Die Mutter hingegen eröffnete ihr während zahlreicher Wanderungen im Alpstein den Blick für die Natur, die Pflanzen und die Medikamente, die daraus entstehen.

Diese Tatsachen haben Barbara auf eine sehr harmonische Weise geprägt. In der Rückschau und mit genügend Abstand sind für sie auch schwierige Erlebnisse positiv prägend. Eine schwere und akute Krankheit ihres Vaters, die er nur dank der Schulmedizin überlebt hat, zeigte ihr, dass die Naturheilkunde sowie auch die Schulmedizin zur Ganzheit gehören. Zum richtigen Zeitpunkt eingesetzt, können beide ein Segen sein.

Nach einer kaufmännischen Lehre und einem Auslandsaufenthalt in Amerika bei einer Arztfamilie, setzte sie sich für die Ausbildung an einer holländischen Fachhochschule für Physiotherapie ein. Die naturwissenschaftlichen Ansätze dieser Ausbildung faszinierten Barbara, sie vermisste aber die holistische und systemische Sichtweise der Naturheilkunde. Berufsbegleitend absolvierte sie die Ausbildung zur Naturheilpraktikerin und ergänzte diese mit Myoreflextherapie, Akupunkturmassage, osteopathischer energetischer Therapie und mit Psychotraumatologie.

In Findhorn, Schottland, begegnete sie Eileen Caddy und lernte deren Naturverbundenheit kennen. Bei Renée Bonanomi belegte sie die Lehrgänge Medialität und geistiges Heilen. Für Renées bescheidene, bodenständige und doch tief spirituelle Art ist Barbara sehr dankbar. Sie erinnert sich gern an ihre sanfte und großherzige Art.

Barbara Bärlocher arbeitet in eigener Praxis am schweizerischen Bodensee.

Kontakt: b.baerlocher@praxis-baerlocher.ch